三分钟肾病健康疗法

针对肾病人群
的日常健康疗法

陈广垠/编著

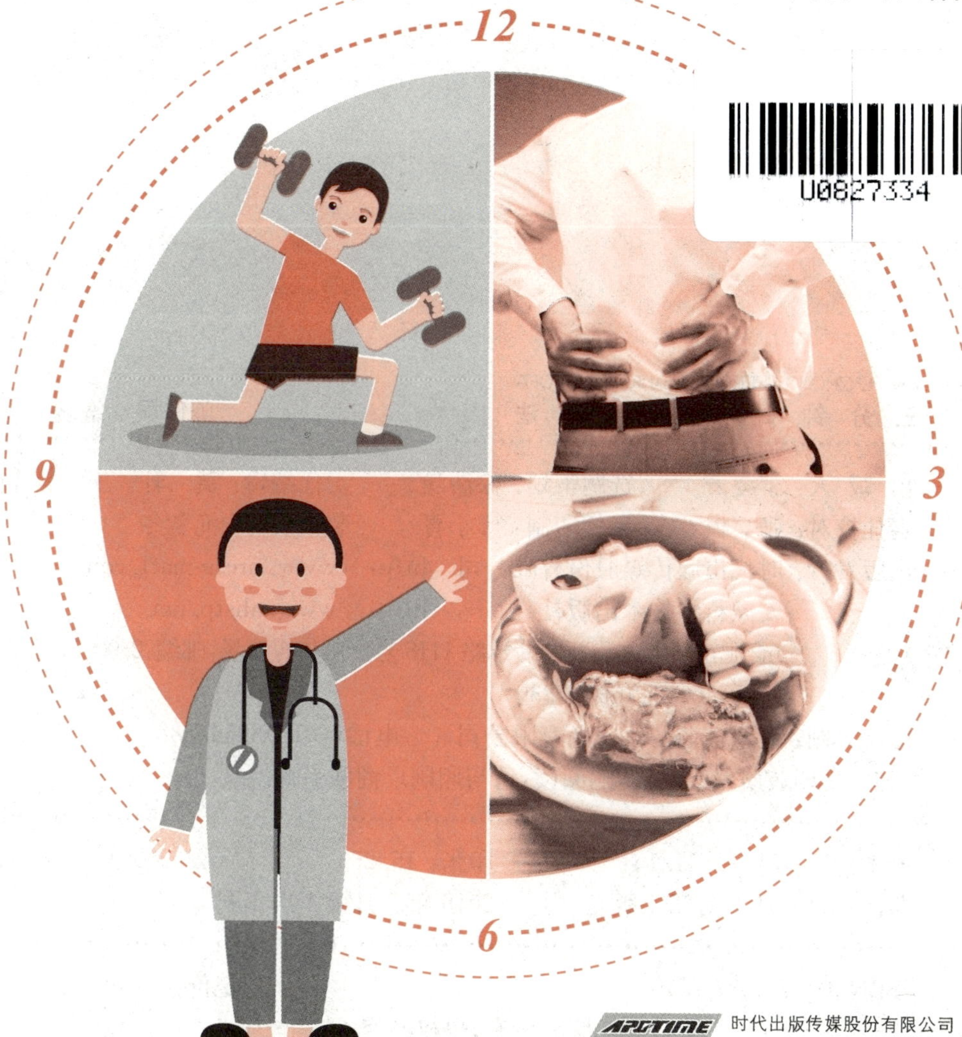

APGTIME 时代出版
时代出版传媒股份有限公司
安徽科学技术出版社

图书在版编目(CIP)数据

三分钟肾病健康疗法 / 陈广垠编著. --合肥:安徽科学技术出版社,2019.7

ISBN 978-7-5337-7819-4

Ⅰ.①三… Ⅱ.①陈… Ⅲ.①肾疾病-治疗 Ⅳ.①R692.05

中国版本图书馆 CIP 数据核字(2019)第 006336 号

SANFENZHONG SHENBING JIANKANG LIAOFA

三分钟肾病健康疗法 陈广垠 编著

出版人:丁凌云 选题策划:徐浩瀚 责任编辑:黄 轩 王 霄

责任校对:张 枫 责任印制:廖小青 装帧设计:渔冬冬

出版发行:时代出版传媒股份有限公司 http://www.press-mart.com

安徽科学技术出版社 http://www.ahstp.net

(合肥市政务文化新区翡翠路 1118 号出版传媒广场,邮编:230071)

电话:(0551)63533330

印 制:北京柯蓝博泰印务有限公司 电话:(010)89565888

(如发现印装质量问题,影响阅读,请与印刷厂商联系调换)

开本:710×1010 1/16 印张:15.25 字数:209 千

版次:2019 年 7 月第 1 版 2019 年 7 月第 1 次印刷

ISBN 978-7-5337-7819-4 定价:26.80 元

前言 Foreword

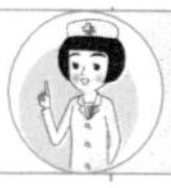

肾病，是危害健康和生命的常见病。然而，人们总是担心患心脏病、高血压、脑出血、癌症，却对肾脏病的危害没有足够重视。殊不知，人们一旦患肾脏病，就会出现肾功能减退的现象，最终出现肾衰竭（晚期），即人们常说的尿毒症，此时生命就会受到极大的威胁。

肾病，是肾脏的各种病症。人体脏腑之间，内环境与外环境之间均保持着动态平衡。如果内外界多种致病因素破坏了人体的平衡，就会导致脏腑气血功能失调，病及于肾，则会引起肾脏疾病。

根据国内外最新研究统计，肾病发生率呈逐年增长趋势。我国目前40岁以上人群慢性肾脏病的患病率为9%~10.6%，其中，终末期肾病患者已接近40万，每年每百万人口中有300多人死于肾衰竭。可见，肾病已成为全球最可怕的“隐形杀手”之一，且年轻化趋势越来越明显。然而，公众对肾脏的功能和肾脏病的危害了解却少之又少。

据国际肾脏病学会的调查结果，全球只有不到5%的公众了解肾脏的位置及功能，而目前全球已有5亿人不同程度地患上了肾病，可见肾病的重要性及严重性。肾为先天之本，肾脏健康，则延年益寿；肾脏虚弱，则易生百病、短命早衰。本书在引导人们了解肾脏的基础上，从常识性的介绍出发，对肾脏的中西医治疗、饮食疗法、经络疗法进行了专题性的说明，并对肾病的日常养护进行了细致的分析。

本书内容丰富，通俗易懂，深入浅出，实用性强，非常适合肾病患者及大众阅读。本书可以让你远离肾病，把握健康主动权，与健康零距离。

由于编者水平有限，本书难免会有不足之处，敬请广大读者提出宝贵的意见。同时，也希望本书可以帮助广大群众和患者提高对肾病的认识，强化正确防治的理念，为肾病的防治贡献一份力量。

编 者

目录

第一章 简单了解肾病

第二章 肾病的西医治疗

第三章 三分钟肾病饮食疗法

第五章 三分钟肾病中药疗法

第六章 三分钟肾病经络疗法

第七章 肾病的日常养护

第一章

简单了解肾病

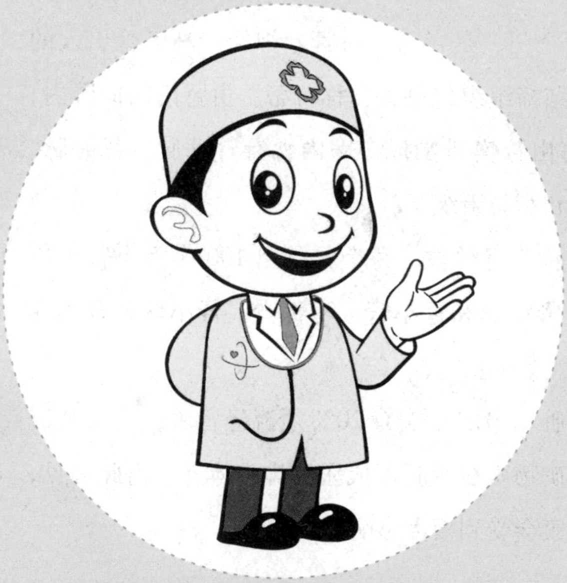

认识你的肾脏

认识肾脏

1 基本介绍

肾脏是人体的重要器官，其主要功能是过滤形成尿并排出代谢废物，调节体内的电解质和酸碱平衡，在维持机体内环境稳定中发挥着重要作用。

人的肾脏有两个，外表光滑，呈红褐色，形似蚕豆，位于腹膜后脊柱两旁浅窝中。肾脏长 10 ~ 12 厘米、宽 5 ~ 6 厘米、厚 3 ~ 4 厘米、重 120 ~ 150 克。左肾较右肾稍大，肾纵轴上端向内、下端向外，因此两肾上极相距较近，下极较远，肾纵轴与脊柱所成角度为 30 度左右。

肾脏可分为内、外侧两缘，前、后两面和上、下两端。肾的外侧缘隆凸，内侧缘中部凹陷，凹陷中部称为肾门，是肾盂、血管、神经、淋巴管出入的门户。这些出入肾门的结构，被结缔组织包裹，合称肾蒂。由肾门凹向肾内，有一个较大的腔，称肾窦。肾窦由肾实质围成，窦内含有肾动脉、肾静脉、淋巴管、肾小盏、肾大盏、肾盂和脂肪组织等。

肾的基本组成和功能单位，称为肾单位。每个肾脏由 100 多万个肾单位组成。每个肾单位包括肾小球、肾小囊和肾小管三个部分，肾小球和肾小囊组成肾小体。

肾脏对人体非常重要，从心脏输出的血液有 20% 须流经肾脏，当血液流经肾脏时，代谢废物、部分水和矿物质在肾脏形成尿后排出体外。由此可见，当肾脏功能出现异常时，人的健康会受到极大影响。

2 肾脏如何工作？

简单来说，肾脏像个过滤器，其工作就是不停地滤洗血液，排出身体里的废物和多余的水分，形成尿。每个肾里都有几百万条毛细血管，叫“肾小球”。如果把肾比作一个巨大的工厂，“肾小球”就是里面的工人。

肾脏最基础的功能是生成和排泄尿液。我们喝水后，水分经过胃肠道吸收进入血液，通过血液循环，带走各器官的代谢废物。当血液从肾静脉流到肾脏时，相当于通过一个庞大的过滤网，这里每分钟过滤血液120毫升；最后，血液中多余的水分、毒素都留下来，被收集到肾盂中，等待排泄，其余有用的物质则通过肾动脉继续游走全身。如此反复，循环不止，维持着人体的生命。

3 肾脏如何生成尿?

人们每天排出的尿是由肾脏产生的。肾脏的基本功能单位叫肾单位，每一个肾单位由肾小体和肾小管所组成。肾小体是由一毛细血管球外包以双层的肾小囊而成。肾小囊有囊腔，与肾小管管腔相连通。人的两侧肾脏约有240万个肾单位，每个肾单位各自都能产生尿液。

肾单位是怎样生成尿的? 生成尿的原料来源于血液，当血液流经肾脏时，绝大部分的血液都要流经肾小球。由于肾小球相当于一个血液“滤过器”，流过肾小球毛细血管的一部分血浆（约1/5），除大分子蛋白质外，水和小分子的物质都能透过毛细血管壁和肾小囊的脏层进入囊腔，此滤过液叫原尿。进入肾小管的原尿流过肾小管系统时，约99%的水和绝大部分为身体所需要的物质被肾小管上皮细胞重吸收回血液，而代谢终产物则仅少量被重吸收或不吸收而随尿排出。

肾脏的生理功能

肾脏是维持人体生命和正常功能所必需的重要器官，在维持机体内环境稳定方面发挥着重要的作用，且有三大基本功能。

1 生成尿、排泄代谢产物

正常人两侧肾脏血流量为每分钟1000～1200毫升，其中血浆流量为每分钟600～700毫升。单位时间内肾小球滤过的血浆量称为肾小球滤过率，正常成人每分钟（120±15）毫升。两侧肾脏每日从肾小球滤过的血浆总量为150~180升。所滤过的这部分血浆称之为原尿。原尿流经肾小管及集合管，约99%被重新吸收。

机体在代谢过程中所产生的代谢产物，如尿素、肌酸、尿酸及一些酸性物质由肾小球滤过后通过肾小管排出体外。除了由肾小球滤过外，肾小管尚可直接分泌某些代谢产物，如肌酐、氢离子、钾离子等，以排出体外。但在排泄分泌的同时尚有重吸收过程。如对葡萄糖、小分子蛋白质、氨基酸以及碳酸氢根能全部重吸收。

2 调节体液平衡及体内酸碱平衡

人体的体液有一定的酸碱度，这种酸碱平衡是维持人体生命活动的重要基础。人体在正常饮食情况下，体内产生大量酸性物质和少量的碱性物质。酸性物质主要有两大类：碳酸（挥发性酸）和固定酸（非挥发性酸）。糖、脂类、蛋白质氧化分解产生的硫酸、磷酸、乳酸等酸性物质，主要由肾脏排出体外，称固定酸。固定酸主要由蛋白质生成，体内生成固定酸的数量与饮食中蛋白质含量成正比。固定酸必须被中和并由肾脏排出，否则会对机体造成严重危害。

正常情况下，代谢产生的酸性或碱性物质进入血液不会引起血液pH的明显变化，因为人体有一套调节机制，即，①体液中的缓冲系统；②呼吸系统；③肾脏。肾脏的调节作用缓慢，但能完整调节血液pH，这是肾脏的重要功能之一。

3 内分泌功能

（1）分泌肾素、前列腺素、激肽。通过肾素-血管紧张素-醛固酮系统和激肽-缓激肽-前列腺素系统来调节血压。

（2）促红细胞生成素。刺激骨髓造血。

（3）活性维生素D_3。调节钙磷代谢。

（4）许多内分泌激素降解场所。如胰岛素、胃肠激素等。当肾功能不全时这些激素 T1/2 明显延长，从而引起代谢紊乱。

（5）肾外激素的靶器官。如甲状旁腺素、降钙素等，可影响及调节肾脏功能。

你知道“世界肾脏日”吗？

目前全世界有超过 5 亿人罹患肾脏疾病。根据国际肾病学会公告显示，每年全球有超过百万人死于和肾脏疾病有关的心脑血管疾病，而且发病情况呈现年轻化趋势。肾病已成为危害全世界人民健康的公敌之一，而公众对该病的防治知识普遍比较缺乏。经国际肾病学会与国际肾脏基金联盟联合提议，决定从 2006 年起，将每年 3 月份的第二个星期四确定为“世界肾脏日”，其主要目的是提高人们对肾脏疾病及与其相关的心血管疾病的高发病率和高死亡率的认识；让人们认识到早期检测和预防慢性肾病是目前全球急需解决的问题；作为相关慢性病（如糖尿病和心血管病）的危险性标志，早期防治任何形式的肾脏损害也是非常重要的；并借此将肾病信息传送给政府的卫生官员、全体医生以及相关专业人员、个人和家庭，强化个人和家庭对早期慢性肾病护理及治疗的认识，让大家意识到对慢性肾病的防治是全社会需要加以重视的问题，并激励全世界各国人民共同为预防和治疗肾病做出努力。

我国肾病的发展状况

目前我国肾病患者已达 9000 万，其中尿毒症患者每年正在以 5% ~10% 的速度增长。自 2006 年以来，慢性肾病已经成为继心脑血管疾病、肿瘤、糖尿病之后的第四大疾病杀手。由于不健康的生活方式和生活节奏的加快、人口老龄化、高血压及糖尿病等发病率增高，肾脏疾病的发病率亦明显增高。在我国，40 岁以上人群慢性肾病的患病率为 8% ~9%。

何谓肾病

引起肾病的原因

引起肾病的原因有很多，身体各个部位的炎症、外在环境的影响、肾本身的原发疾病等都可能诱发肾病。下面来详细介绍。

1 感染是肾病的诱因之一

咽炎、扁桃体炎等感染都会引发肾病，感冒则是引发、加重此病最常见的一种感染。

2 恶劣的外在环境因素

风寒、潮湿等都会造成人体自身的免疫功能和抗病能力的降低。

3 从血液流变学角度进行研究

患者有血浆黏度、全血黏度、纤维蛋白含量以及血小板聚集性明显增加的现象，而这些现象就是导致肾细胞缺血或坏死的重要原因。

4 劳累过度

劳累过度造成人体免疫力降低，长期下去也会引发肾病。

5 长期憋尿

长期憋尿不仅容易引起膀胱损伤，尿液长时间滞留在膀胱还极易造成细菌繁殖，一旦反流回输尿管和肾脏，其中的有毒物质就会造成肾脏感染，从而引发尿路感染甚至尿毒症。

6 食盐过多

盐的主要成分是氯化钠。虽然钠是人体所必需的矿物质营养素，氯对胃酸的产生和维持人体血液的渗透压有一定的作用，但是食盐中的钠在人体中含量过高可使体内积水，产生水肿，能使血容量和小动脉张力增加，导致血压升高。所以，食盐量高的人，高血压的发病率也高，而高血压极易并发肾病。

7 乱用药

乱用药而导致的肾病屡见不鲜。药物的代谢物是通过肾脏由尿液排出，一些药物中含有对肾脏有害的成分，长期服用会导致肾脏损害，引起各种肾脏疾病。很多感冒药、消炎止痛药、减肥药和中草药都有肾脏毒性，而这些药物都十分常见，使用广泛，没有医药知识的人在自我用药时往往容易险象环生。肥胖的人容易患高血压、糖尿病等慢性病，而这些慢性病如果控制不好，长此以往就容易损害肾脏，间接引发肾病。

8 长期处于酸性环境

一般来讲，强酸环境将会强烈刺激人的呼吸道黏膜和腐蚀皮肤，这时 pH 为 1～2。当 pH 为 3～4 时，酸性明显，如果长期处于或直接接触此类环境也会损伤皮肤，比如有些酸雨的 pH 就处在这个区间，它们会一定程度腐蚀皮肤。当 pH 大于 4 时（不要过大到强碱性），基本上就对人体没有威胁了。因为人体自身内环境（除了消化系统，特别是胃部的酸性很强）一般为弱酸性。所以说，对于那些碱性的矿物质来说，它们在强酸性环境下，其微量元素很快就会被中和，从而加速了各种疾病的形成，引起肾功能低下。

9 其他疾病

其他疾病可引起肾小球毛细血管滤过膜的损伤，导致肾病综合征。成人的 2/3 和大部分儿童的肾病综合征为原发性，包括原发性肾小球炎，急、慢性肾小球肾炎和急进性肾炎等。按病理诊断主要包括：微小病变性肾病、膜性肾小球肾炎、系膜毛细血管增生性肾炎（膜增生性肾炎）和局灶节段性肾小球硬化症。继发性肾病综合征的原因为：感染、药物（汞、青霉胺和海洛因等）、毒素及过敏、肿瘤（肺、胃、结肠、乳腺实体瘤和淋巴瘤等）、系统性红斑狼疮、过敏性紫癜淀粉样变及糖尿病等。成人肾病综合征的 1/3 和儿童的 10%可由继发性因素引起。

温馨提示

生活中患肾病的人群越来越多，肾病是一种比较常见的肾脏病，给患者带来一定的伤害。肾病的调养归为两个方面：一是平时保护阴精，二是病后慎起居。除了正规的治疗之外，还应该注意患者的饮食，合理的、科学的饮食对疾病的治疗及康复也有一定的作用。

肾病的分类

肾病是一种威胁人体健康的疾病，可以分为不同种类。了解肾病的种类，会给治疗带来一定的帮助。

1 急性肾小球肾炎

急性肾小球肾炎，简称急性肾炎。临床上表现为急性起病，以血尿、蛋白尿、水肿、高血压和肾小球滤过率下降为特点。临床上绝大多数属急性链球菌感染后肾小球肾炎。本症是小儿时期最常见的一种肾脏病。年龄以3～14岁多见，2岁以下罕见。男女比例约为2∶1。

2 慢性肾小球肾炎

慢性肾小球肾炎简称慢性肾炎，是由多种不同病因、不同病理类型组成的一组原发性肾小球疾病。

3 肾病综合征（NS）

肾病综合征是指由多种病因引起的，以肾小球基膜通透性增加、伴肾小球滤过率降低等肾小球病变为主的一组综合征。

4 慢性肾衰竭（CRF）

慢性肾衰竭，是指各种肾脏疾病引起的缓慢进行性肾功能损害，最后导致尿毒症和肾功能完全丧失，引起一系列临床症状和生化内分泌等代谢紊乱组成的临床综合征。从原发病起病到肾功能不全的开始，间隔时间可为数年到十余年。

5 肾结石

肾结石，指发生于肾盏、肾盂及肾盂与输尿管连接部的结石。

6 肾囊肿（多囊肾）

肾囊肿，是肾脏内出现大小不等的与外界不相通的囊性肿块的总称，常见的肾囊肿可分为成人型多囊肾、单纯性肾囊肿和获得性肾囊肿。

7 糖尿病肾病（DN）

糖尿病肾病，是临床常见和多发的糖尿病并发症，是糖尿病最严重的并发症之一。糖尿病肾病为糖尿病主要的微血管并发症，主要指糖尿病性肾小球硬化症，一种以血管损害为主的肾小球病变。

8 高血压肾病

高血压肾病，系原发性高血压引起的良性小动脉肾硬化（又称高血压肾小动脉硬化）和恶性小动脉肾硬化，并伴有相应临床表现的疾病。

9 紫癜性肾炎

紫癜性肾炎，又称过敏性紫癜性肾炎，是过敏性紫癜（HSP，以坏死性小血管炎为主要病理改变的全身性疾病，可累及全身多器官）引起肾脏损害时的表现。

10 狼疮性肾炎（LN）

狼疮性肾炎是系统性红斑狼疮（SLE）累及肾脏所引起的一种免疫复合物性肾炎，是 SLE 主要的并发症和主要的死亡原因。

11 小儿肾病

小儿肾病以原发性为多见，主要病变为肾小球基底膜通透性增高，临床常表现为大量的蛋白尿、低蛋白血症、高胆固醇血症、全身明显凹陷性水肿及肾功能异常等一系列症状。

如何面对肾病

1 预防最关键

中国五千年的中医文化博大精深，凝聚着中华民族的智慧。在我国医学名著《黄帝内经》中记载“不治已病治未病”，意思是说“不要等到有病了再去治疗，而是在没病的时候就预防治疗。”预防大于治疗，是提高健康生活水平的前提。如果在疾病还没有发生或者刚露出苗头的时候，就采取有效的措施提前预防，把疾病扼杀在萌芽状态，不让疾病发生，这样身体就没有机会得病，既不需要遭受病痛，也不需要多花医疗费。正确的生活观念也应该是如何防病，而非如何治病。对于肾病的预防更是如此，在生活中要采取健康的生活方式，加强锻炼，增强体质，保持乐观心态等。

2 及早正确治疗很重要

一些患者对于肾病的认识不够深刻，认为只要单纯地接受治疗，患者很快就能康复，其实这是一个误区。无论是患上了何种肾病，都应该先去医院进行检查，及早接受正确的治疗，而不是等到病情发展严重以后才去医治。当病情严重时再去治疗，不仅会花费更多的医药费，身体也会遭受更多的痛苦。

对于肾病患者来说，一旦疾病发展到晚期，那么身体就很危险了。所以，肾病的正确治疗是非常重要的，肾病患者应积极配合接受有效的治疗措施。当医生根据患者自身情况制订出治疗方案时，患者应该严格按照医生的要求去执行，不能因为治疗一段时间后，自我感觉良好或其他原因而擅自停止治疗。

临床有个普遍现象，患者在住院治疗时都会按照医生的计划进行有效的治疗，但往往在出院后却不能坚持治疗，这是很多肾病患者持久不愈、反复发作、病情恶化的一个重要原因。然而，肾病是一个需要长期治疗的疾病，不可能在医院长期治疗，需要患者在家中坚持有效的治疗，按时按量服药。若患者不能在平常生活中坚持治疗，不但会使之前的治疗化为泡影，而且会使病情反复或加重。任何肾病的治疗若不能坚持，转为慢性肾病后，都会或多或少损害肾脏的功能，持续发展的结果很可能会导致肾衰竭，引起尿毒症，如果疾病发展到这一阶段就悔之晚矣。

不同的肾脏病，治疗目标不一样。有的可以完全治愈，如大多数急性肾炎的患者；有的主要是保持肾功能的稳定，如已经出现肾衰竭的患者；有的则是重点预防各种并发症以维持生命；有的是为提高生活质量，如糖尿病肾病综合征等患者，或已经透析治疗的患者。至于如何治疗，需要听从医生的意见。

3 中西医结合治肾病

肾病一般病程较长，病情复杂而且比较顽固，如果不能及时得到有效治疗，将危及整体，从而导致人体其他部位的平衡紊乱。对于肾病的治疗，医学界一直在积极地探索，目前并没有特效药，很多治疗都是依靠临床经验以及多年的学科研究，针对不同的病理、病变，采取不同的治疗方法。大量临床研究表明，中西医结合是目前治疗肾病较有效的方法，将中西医治疗肾病的方法相结合，可达到最佳的疗效。

目前，西医主要应用皮质激素和免疫抑制剂治疗本病，对大多数单纯性肾病有较好疗效，但对难治性肾病则很不理想。然而，中药的研究与开发，丰富了肾病的治疗方案，也为解决西医治疗肾病过程中遇到的难题提供了新的途径。中医辨证论治治疗本病，在缓解症状，抑制肾脏的病理改变，改善肾病的高凝、高脂等内环境紊乱等方面有一定作用；与西药配合使用，在减轻西药副作用、并发症，以及撤减西药后的反跳和复发等方面也显示了明显效果。而且中医讲究的是整体观，在治肾脏病的同时，也会兼顾全身多个脏腑，对调节机体内环境、改善体质，具有独特的优势。所以，中西医结合是治疗肾病的好方法。

4 积极的心态

肾病病程较长，缠绵不愈，进展缓慢，病情易反复，治疗比较困难。患者容易烦躁不安、悲观失望，甚至产生自暴自弃情绪，这会直接损害患者的身心健康，影响病情。俗话说，“三分靠医，七分靠养”，保持乐观的情绪极为重要。如果能不断自我调节，使精神始终处于稳定状态，将有利于疾病康复。

调整心态是个非常重要的环节，有一个平和积极的心态，就有了痊愈的机会。在治疗过程中，患者常会因感冒、劳累、情绪波动、饮食不当等引起肾病的反复，这也是难免的。有些患者不了解这一点，一见病情出现反复，尿中蛋白或红细胞增多，便开始“打退堂鼓”，以至于功亏一篑。还有些患者吃了一段时间药后，检查都正常了，便自行停药。结果没过多久，尿蛋白、红细胞又有了，这样反复多次，甚至几年，最终错过了最佳治疗时机。

有一些患者，治病无目标，用药没恒心，不配合治疗。这样往往会耽误时间，使本来能治好的肾病，最终演变成重度尿毒症。还有一些尿毒症早期患者，一听自己患了尿毒症就认为是患了不治之症，心灰意冷；有的患者整天以泪洗面，甚至有轻生的想法。其实，早期尿毒症完全可以通过及时的治疗，使病情得到控制，避免进一步发展。所以患者和家属要对肾脏病有正确的认识，不要惧怕此病，要与医生一起为了治愈的目标而努力，并坚持长期治疗。

还有的患者精神负担过重，有的甚至自己买了大量有关肾病的书籍，每天翻阅，又四处拜访肾病专家，俨然自己也成了肾病专家。在接受治疗时，总是怀疑医生的治疗方案，不配合医生治疗。殊不知，任何一个专家对疾病的诊治都有一个认识的过程，而疗效的发挥也有一个从量变到质变的阶段，频繁更换医生其实是诊治疾病之大忌。有的患者因到处奔波劳累，使病情加重。还有的患者对尿化验每一项指标的细微变化都大惊小怪，甚至买来检测试纸自己进行检测，无形中给自己造成很大的心理负担，这对肾脏病的治疗非常不利。

所以，笔者提醒肾病患者及患者家属，一定要有积极的态度，树立战胜肾病的信心，不能过于急躁，要耐心坚持治疗，直到彻底康复。

如何预防肾病

（1）保持良好的心情，不要有过大的心理压力，压力过大会导致酸性物质的沉积，影响代谢的正常进行。适当地调节心情和自身压力，可以保持弱碱性体质，从而预防肾病的发生。

（2）生活要有规律，生活习惯不规律的人，如彻夜唱卡拉 OK、打麻将、夜不归宿等，都会加重体质酸化。只有养成良好的生活习惯，才能保持弱碱性体质，使肾病远离自己。

（3）远离烟、酒。烟、酒都是典型的酸性食品，毫无节制地抽烟喝酒，极易导致人体的酸化，使得肾病有机可乘。

（4）不要食用被污染的食物，如被污染的水、农作物、家禽、鱼、蛋等，要吃一些绿色有机食品，要防止病从口入。

（5）滥服止痛药，长期服用混合性的止痛药，人体的血流速度会被迫降低，因此将严重影响肾脏的功能。此外，值得注意的是，乱服止痛药易引发肾病。

（6）饮食不合理可引发肾病。随着生活水平的提高，人们在饮食上摄入越来越多的高蛋白、高脂肪、高嘌呤的食物。适量的蛋白质和脂肪有益健康，但是过量的蛋白质会加重肾脏负担。如果摄入过多的高蛋白、高脂肪，产生的尿酸及尿素氮等废物也过多，这些废物大多经过肾脏排出，增加了肾脏的负担。很多年轻人还喜欢暴饮暴食，这样更容易增加肾脏负担，导致肾病的发生。

（7）天气变化无常或气温变化明显时，新发肾病和病情加重者明显增多。这与气温下降或变化使血管收缩，影响肾脏血流有关。在这种天气里，感冒人群也会增多，很多人会附带着喉部、咽部发炎，如果不及时治疗，就会导致肾病。所以，天气变化时不注意防寒保暖，感染了呼吸道疾病，不及时治疗也是引起肾病的原因。

肾病的常见症状

水肿

肾病水肿的临床特点是水肿首先发生在组织松弛的部位，如眼睑、颜面，晨起明显。然后发展至足踝、下肢，严重时全身水肿，出现胸水、腹水，甚至皮肤崩裂而渗水。可伴有恶心、呕吐、尿少等。水肿发展比较迅速，其性质为软而易移动的凹陷性水肿。发生的原因主要有：肾小球滤过率降低而致水、钠潴留，全身毛细血管通透性改变而使体液进入组织间隙，血浆白蛋白降低而引起胶体渗透压降低，有效血容量减少而致继发性醛固酮增多等。

肾病水肿一般分为 3 种情况，即轻度水肿、中度水肿和重度水肿。水肿仅局限于眼睑或踝部为轻度；水肿扩展到下肢为中度；水肿蔓延到全身，甚至出现胸水、腹水，则为重度。

高血压

肾性高血压是最常见的继发性高血压，约占成人高血压的 10%。临床上可分为肾实质性高血压和肾血管性高血压两大类，一般以前者为多见。

肾实质性高血压通常由原发性和继发性肾小球疾病、慢性肾盂肾炎、肾结石、肾肿瘤，以及遗传性、先天性肾病等肾实质性损害引起，其发生率与肾小球的功能状态密切相关，尿毒症期高血压的发生率可在 80% 以上。

肾血管性高血压由肾动脉本身的病变或受压引起，在儿童多由先天性肾动脉畸形所致，青少年常由肾动脉纤维组织增生、大动脉炎引起。50 岁以上的患者，则以肾动脉粥样硬化最常见。本类高血压有以下特点：好发于 30 岁之前或 50 岁以后，高血压急剧恶化，腰腹部疼痛，上腹部或肾区可闻及血管杂音，一般降压药物无效，肾动脉造影可见血管狭窄，血浆肾素活性增高。

腰酸、腰痛

腰痛是指腰部一侧或两侧疼痛。腰酸是指腰部的酸楚感。临床上腰痛常伴有腰酸，腰酸则不一定伴有腰痛。肾脏位于腰部，中医认为腰为肾之府，一部分腰酸、腰痛确实由肾脏疾病引起，如当肾或输尿管被结石、血块、坏死组织阻塞时，会出现肾绞痛；急性肾盂肾炎、肾静脉栓塞、多囊肾等，可因肾脏肿大牵张肾包膜而出现腰痛、腰酸。由于肾脏实质内并没有痛觉神经的分布，只有肾脏被膜及输尿管上有，因此会引起疼痛的肾病并不多，临床上常见的主要有两种：肾结石和肾脏的感染性疾病，如急性肾盂肾炎、肾脓疡等。多数肾小球疾病时可无腰痛、腰酸或腰痛较轻。

腰酸、腰痛多数见于与背部构造相关的肌肉、骨骼、韧带、神经疾病，如腰肌劳损、腰椎间盘突出症、腰椎骨质增生，亦见于妇女盆腔疾病如附件炎、盆腔炎等。

蛋白尿

正常人的尿液含有微量蛋白，多为小分子量蛋白，其中白蛋白约占30%。24 小时尿蛋白总量一般不超过 150 毫克，但剧烈运动或发热后，可出现一过性、轻度蛋白尿，多低于 1 克/24 小时，持续几天后自然消失。

蛋白尿是肾脏疾病常见的临床特征之一，常提示有肾实质损害。其发生的原因主要是肾小球滤过膜损害、滤过膜静电屏障作用降低而致蛋白通透性增加，肾小管受损而致蛋白的重吸收功能障碍，或血中异常增高的小分子蛋白大量从肾小球滤过，超过了肾小管对它的重吸收能力。

检查蛋白尿的方法很简单，市面上有尿蛋白试纸，只要将试纸浸入晨尿内，即可大致估计尿蛋白的含量，但本方法敏感性较差。留晨尿和 24 小时尿分别做常规和定量检查，则可以比较准确地判断尿蛋白的含量，在临床上有重要的意义，为肾科常规检查项目。根据 24 小时尿蛋白定量的结果，可分为大量蛋白尿（大于 3.5 克/日）、中度蛋白尿（1～3.5 克/日）和轻度蛋白尿

（小于1克/日）。其中，中度和大量蛋白尿以肾小球疾病为多见，轻度蛋白尿则多见于肾小管、间质病变。

尿蛋白圆盘电泳检查，对于判断病变部位、病情的严重程度和疗效的观察有一定的临床意义。低分子蛋白尿（分子量为1万~5万道尔顿）提示为肾小管、间质损害，中分子蛋白尿（分子量为5万~10万道尔顿）提示为肾小球病变，大分子蛋白尿（分子量为10万~100万道尔顿）提示为严重的肾小球损害，混合性蛋白尿（尿中含有大、中、小各种分子量的蛋白尿）提示肾小球、肾小管均有损害，病变广泛而严重。

血尿

血尿是泌尿系统疾病常见的临床表现，发病原因十分复杂，有时要鉴别血尿的来源非常困难，而血尿可能是泌尿系统某些疾病唯一的临床表现。因此，血尿应引起足够的重视，进行详细的检查，以便尽快明确诊断，指导治疗。正常人的尿液中可有少量红细胞，新鲜中段尿离心后沉渣镜检，红细胞数0~2个/HP，若大于3个/HP则称为血尿，提示泌尿系统出血。小量出血呈镜下血尿，出血量超过1毫升/升，可称肉眼血尿。血尿可呈一过性、间断发作或持续存在。

引起血尿的原因很多，常见的有原发性或继发性肾小球疾病，尿路感染、结石、结核、肿瘤、畸形、狭窄、外伤、多囊肾、肾囊肿、肾下垂，男性前列腺肥大、前列腺炎，血液病以及尿路邻近器官病变等。发热、剧烈运动等也可引起一过性的镜下血尿，但多次尿红细胞≥3个/HP，或一次>100个/HP，则可能为病理性，应多次复查。此外，要注意排除食物、药物以及月经污染的假性血尿。

鉴别血尿的来源，对于判断原发病和预后转归、指导治疗以及拟采取的进一步诊断检查措施，具有重要的意义。采用位相显微镜来观察尿红细胞形态，是目前鉴别肾小球血尿和非肾小球血尿的主要方法，经实践证明可靠实用，已被临床广泛应用。根据尿红细胞大小是否一致，形态是否相似，细胞内血红蛋白分布是否均匀，将血尿分为均一性（正形）和多形性（畸形）两类。正形红细胞血尿提示血尿是由肾或尿路血管破裂，血液直接进入尿液所致，为非肾小球性损害。畸形红细胞血尿提示红细胞通过肾单位进入尿液，为肾实质病变。一份新鲜尿沉渣标本中，位相显微镜检查红细胞总数 $>8\times10^6$/升，且畸形红细胞比率 >80%，则为肾小球性血尿，其诊断肾小球疾病的特异性可达 80%；畸形红细胞比率 <20%，则为非肾小球性血尿；畸形红细胞比率为 40% ~60%，则为混合性血尿。尿红细胞畸形的机制尚不太清楚，可能与肾小球基底膜损伤、肾小管渗透压改变、pH 等因素有关。值得一提的是，血尿患者做一次的尿红细胞位相检查是不足够的，应进行多次检查，必要时配合其他检查方法。

尿三杯试验对于鉴别上尿路和下尿路血尿有一定意义。在患者持续排尿过程中，用3 只玻璃杯分别收集初、中、末各段尿液。其中，第1 杯10 毫升，第3 杯 20 毫升，其余的排入第 2 杯中，做肉眼观察及镜检。初段血尿为前尿道病变，终末血尿为膀胱颈、三角区、后尿道、精囊及前列腺病变，全程血尿提示上尿路（肾、输尿管）部位出血。

对于已确诊为肾小球血尿的患者，可根据需要做进一步的检查，如血清 ANA、ds－DNA、补体等。肾活检对于一些患者的病因诊断可能具有重要价值，特别对于 IgA 肾病、遗传性肾炎、薄基底膜肾病、乙肝病毒相关性肾炎等的确诊起决定性作用。

对于非肾小球血尿患者，需要进一步检查以确定血尿的病因。常用的有腹部平片、静脉肾盂造影、B 型超声波检查、CT、MRI、肾血管造影、膀胱镜等。腹部平片对于发现泌尿系结石以及了解肾脏的形态、大小、位置等非常有帮助，应列为常规检查项目。B 超对于肾及膀胱结石、肾肿块、肾囊肿、肾积水等有重要价值，特别对肾功能损害的患者尤为适用，也应作为常规检查项目。静脉肾盂造影对于尿路梗阻（特别是小结石）者，有较大的诊断意义，但由于造影剂有肾毒性，故不适用于明显肾功能不全的患者。CT 和 MRI 在发现肾脏小肿瘤以及肾血管病变方面，比其他检查方法优越，而且可不用造影剂，对肾功能不全者仍可应用。肾血管造影对肾脏占位性病变和肾血管病变的诊断有一定的意义。膀胱镜检查对于了解下尿路的异物、肿瘤、炎症、畸形等有极高的诊断价值，但由于属于创伤性检查，不但会引起患者的痛苦，而且可能导致尿路感染。因此，不能将其作为常规检查项目。

肾病的检查

定期尿检可尽早发现肾病

肾脏病号称“无声的杀手”，大多数尿毒症患者之所以能够发展到尿毒症阶段，就是因为没有及早发现自己的病情，以致最后病入膏肓，悔之晚矣。由于肾脏疾病具有很强的隐匿性，患者往往没什么自觉症状，认为自己一向身体很好，因此麻痹大意、忽视病情。

慢性肾炎为何症状隐匿？因为人体内一个肾脏含有 100 万个以上的肾单位，拥有强大的代偿能力。两个肾脏加起来，就算 50% 的肾单位毁坏了，剩下的 50% 也足够担负起全部的肾脏生理功能。所以，肾炎时未累及绝大多数的肾小球，是不会出现症状的。而且尿中排出的蛋白不多，未造成血浆低蛋白，也就不会出现水肿。除了水肿之外，肾炎的其他症状没有特殊性，例如腰酸、疲乏等症状，亦可见于疲劳及伤风感冒等情况，不易引起人们对肾炎的警觉性，不去做尿化验，也不就诊，自然也就毫不知晓了。更主要的是，肾小球肾炎未引起人们的足够重视，平时没有做定期的化验，甚至某些体检项目也不包括尿检查。因此，慢性肾小球肾炎患者也不会轻易觉察。

尿液的分析化验是发现肾病最重要的措施。尿常规检查是一项临床上最为简单又不可忽视的初步检查，是早期发现肾病最方便、快捷的诊断方法。不少患者在肾脏病变早期就可以出现血尿、红细胞尿或蛋白尿，而尿液异常也是肾脏或尿路疾病的第一个指标，也是提供病理过程本质的重要线索。定期体检是一个不错的选择，可以及时发现肾脏或其他疾病。

一般说来，出现下列情况时，有必要做尿液分析。

（1）尿液中出现泡沫不易消散时。

（2）偶然发现血压高时。

（3）疲劳不易消除、恶心、食欲不佳时。

（4）肉眼可以发现血尿，尿色转深。

（5）发现水肿时，如眼睑、颜面或下肢水肿。

（6）头晕、头痛、失眠、健忘、腰痛、体倦乏力、口干、手足心热、怕冷和足跟胫痛等。

（7）发现尿频、尿急、尿痛和腰痛。

（8）身上发现出血点或过敏性紫癜时。

（9）糖尿病患者患病 5 年以上，尿泡沫多，视力不好。

（10）有肾炎病史。

温馨提示

对一般人群而言，常规健康体检是早期发现肾脏病的最好方法，定期到医院做尿常规检查，就可以初步筛查出是否患有慢性肾脏病。如果尿常规检查出尿蛋白、血尿等，就应该引起足够重视，做到及早治疗，保护肾脏。

肾病检查的常规项目

肾脏病的检查一般包括四个方面：尿液常规检查、泌尿系统肾功能检查、影像学检查和肾脏活体组织检查。

1 尿液常规检查

这是最基础的检查，也是医生建议做的检查。尿液异常是肾脏患者的主要表现之一，所以说尿检是诊断肾脏病、了解肾脏病情的一种首选手段。

(1) 尿常规检查。主要包括尿蛋白、尿糖、尿潜血、红细胞和白细胞等项目测定。尿常规检查方便、快捷、易操作，是医院里常见的一种检查。

(2) 其他尿液检查。在尿常规检查不足以判断病情的情况下，可以做其他尿液检查。比如蛋白尿的患者应检查 24 小时尿蛋白定量、尿微量白蛋白及尿蛋白系列。血尿患者应进行尿红细胞形态和数量检查（尿相差显微镜检查）以判断血尿的来源。

2 肾功能检查

包括血清肌酐（sCr）、尿素氮、尿酸、内生肌酐清除率（Ccr），并通过血清肌酐水平估算肾小球滤过率（GFR）。这是针对血液的检查，能从另一个角度反映肾脏的健康状况，对指导治疗和判断预后必不可少，是肾脏病患者就医时必做的一项检查。

较为常用的肾功能检查方法有以下几种：①血中氮质代谢产物含量的测定：血肌酐、血尿素氮及尿酸。②肾脏清除率：是指肾脏在单位时间内能将多少毫升（或升）血浆中所含的某种物质完全清除的能力。常用的有：菊粉清除率、内生肌酐清除率及对氨马尿酸清除率。③肾小管功能试验：a. 近曲小管功能检查，包括酚红排出试验、尿糖、尿溶菌酶及 β_2 微球蛋白检测等。b. 远曲小管功能检查，包括尿比重、尿渗透压、尿浓缩稀释试验及尿酸化验等。

3 泌尿系统影像学检查

包括肾核素扫描静脉肾盂造影，B 超、CT 和磁共振成像（MRI）检查。这是在需要了解肾脏损害程度、对肾脏相关疾病进行精确定位，并帮助医生判断疾病性质的一些检查。需要注意的是，查 CT、磁共振项目的患者，应注意不能携带金属物品和手机，配装心脏起搏器者忌查该类项目。

4 肾脏活体组织检查

肾活体检查是通过一种特殊方法（穿刺）取出极少部分肾组织来进行病理分析。由于许多肾脏疾病的临床表现与肾脏的组织学改变并不完全一致，为了进一步明确疾病的具体病因和病理类型，肾穿刺活检术显得十分必要。

由于穿刺技术的改进，免疫组化技术和电镜的应用，将肾穿刺活检术用于诊断的质量也大为提高。目前，肾活体检查已成为诊断肾脏疾病、指导治疗和判断预后的一种重要手段。

肾穿刺后应注意的问题

在肾穿刺后，无论是患者自己还是家属、医护人员都应该注意：

（1）在患者做完肾活检检查后，将局部伤口按压数分钟后，用平车将其推入病房，绝对卧床 6 小时。

（2）患者平卧 24 小时后，若病情平稳、无肉眼血尿，可下地活动。若患者出现肉眼血尿，应延长卧床时间至肉眼血尿消失或明显减轻。

（3）术后嘱患者多饮水，以尽快排出少量凝血块。同时留取尿标本 3 次常规送检。

（4）卧床期间，嘱患者安静休息，减少躯体的移动，避免引起伤口出血。

（5）观察伤口有无渗血，并加强生活护理。

输尿管反流试验的特点

反流性肾病是由多种原因引起的膀胱输尿管反流所致的一种肾实质损害性疾病。以儿童和女性多见，是引起肾功能损害甚至肾功能不全的重要原因。有家族遗传倾向，临床突出表现为反复发生的泌尿系感染，可出现尿不尽感，40% ~50% 伴有高血压，肾小球、肾小管 - 间质损害可引起蛋白尿和肾小管功能减退，严重者可发展至终末期肾衰，可伴发 Hirschsprung's 病、短肠综合征等其他先天异常。

肾脏超声检查可见一侧或双侧肾脏肥大，肾上有不规则瘢痕形成。排尿膀胱输尿管造影是目前检查膀胱输尿管反流的最准确、最可靠的方法。临床上若患者出现上述表现，疑诊为反流性肾病时，应行该项检查。禁忌证为泌尿系感染急性期、泌尿系结核、泌尿系外伤等。

静脉肾盂造影检查的禁忌事项

静脉肾盂造影是临床诊断的一种常用的技术，大剂量静脉滴注尿路造影剂，多能清晰地显示肾盂肾盏的解剖形态。在造影前必须做碘过敏试验，凡符合下列情况者，方可做静脉肾盂造影。

（1）泌尿系疾患，在临床或实验室检查有异常改变，并且需要造影做明确诊断者，可选做本项检查。比如怀疑是肾盂肾炎及多囊肾等患者。

（2）所有腹部或后腹膜肿瘤，均有做静脉尿路造影的指征。

（3）某些疾病伴有泌尿系统病变，如痛风、糖尿病、高钙血症、盆腔疾患、霍奇金病、淋巴肉瘤等疾病，可做此项检查。

（4）某些临床表现，怀疑来自泌尿系统疾病，如高血压、贫血、不明原因发热等。

（5）疑有泌尿系结石，但腹平片无阳性发现者，可做造影检查。

静脉肾盂造影的禁忌证有以下四类：

（1）肾衰竭：由于尿液内造影剂浓度低、显影差，以及可能对肾脏产生毒性，导致肾功能恶化，故肾衰患者不宜做此项检查。

（2）对碘过敏的患者，造影前应用脱敏药物。若碘过敏试验为阴性，仍有过敏反应的可能，在造影过程中须密切观察。

（3）为了避免 X 线对胚胎发育的影响，故对孕妇须严格控制。对生育期妇女的造影检查，应在月经后 10 天内进行。

（4）多发性骨髓瘤：本病患者做静脉尿路造影时，可能发生尿闭，特别在少尿患者中易并发尿闭，故不宜进行此项检查。

第二章

肾病的西医治疗

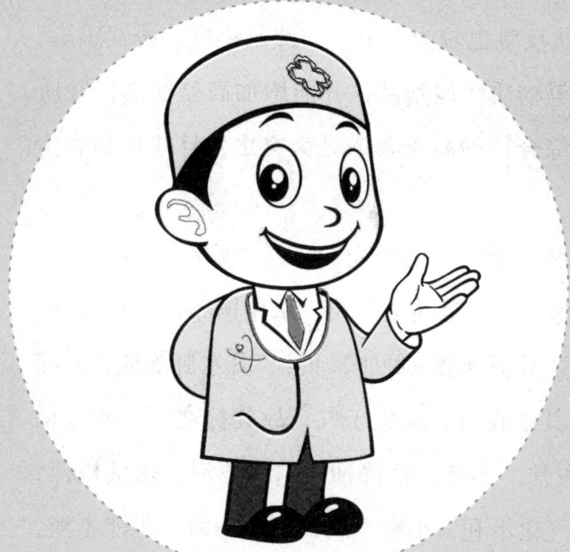

西医治疗肾病的认识

治疗原则

肾是人体非常重要的器官。人体的内外环境在一般情况下是相对平衡的，一旦遭到破坏，再恢复它需要漫长的时间，所谓“病来如山倒，病去如抽丝”就是这个道理。西医治疗肾病的原则有以下几项。

1 以肾上腺皮质激素为主的中西医结合综合治疗

西医认为，肾病综合征的发病机制十分复杂，与机体的免疫、凝血和激肽等系统都有密切联系。激素可抑制白细胞，降低血管通透性，抑制炎症反应介质，能使肾病综合征表现较快地缓解。尿蛋白明显减少或消失，以及对保存肾功能有明显好处，是目前西医治疗肾病综合征的主要药物，但其副作用以及因减量或撤除所引起的症状反跳也较为突出。如抑制免疫，诱发感染，水、电解质、糖、蛋白质、脂肪等物质代谢紊乱，并能增加高凝倾向，在所有的原发性肾小球疾病中以肾病综合征的高凝状态最为突出，且往往和病情的严重性相一致。

中医认为肾病综合征属“水肿”范畴。缘由先天不足或烦劳过度，损伤正气，或久病失治误治引起肺、脾、肾三脏功能失司，水精输布，固摄失调，精微外泄，湿浊内停而成。所以《景岳全书·肿胀》说：“凡水肿等证，乃肺脾肾相干之病，盖水为至阴，故其本在身；水化于气，故其标在肥；水唯畏土，故其制在脾。”若脾虚运化失常，不能升清降浊，精微下泄，水液内停，故出现大量蛋白尿及水肿；肾虚气化不利，小便不利，当藏不藏，当泄不泄，水湿内停泛于肌肤而出现水肿及低蛋白血症；素禀阳盛或过用激素及重要温补，可导致肝肾阴虚，影响水液代谢，致水湿内停，急救化热，热蒸湿郁，湿热壅滞形成水肿。

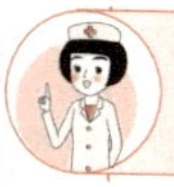

现代药理学认为，养阴药如女贞子、枸杞子等有促进淋巴细胞转化功能的作用；龟板、玄参、女贞子能延长抗体存在的时间，且对某些细菌有抑制作用；水蛭、全蝎、泽兰、丹参、益母草、川芎、桃仁、红花、当归、赤芍等活血化瘀药，能降低胆固醇，降低血小板聚集，改善血液黏稠度和高凝状态，扩张肾脏血管，提高肾血流量，改善微循环，从而调节了局部肾组织氧供应和功能状态，促进肾功能恢复，对水肿、蛋白尿、高血压等症状有着明显的消退作用；丹参还对肾成纤维细胞增殖有抑制作用，并促进其凋亡，长期使用可改善肾小球肾炎的间质纤维化病变。

可见，中药有助于减少抗体对激素的依赖，防止症状反跳，具有拮抗外源性激素反馈抑制，防止出现皮质激素撤减综合征。有调节下丘脑－垂体－肾上腺皮质轴的功能，还能增强细胞免疫和增加抗体形成以调整肾病综合征的免疫紊乱，瘀去络通，可增强网状内皮系统吞噬功能，促进机体产生干扰素，对预防感冒、巩固疗效、减少复发有一定的帮助。

综上所述，以肾上腺皮质激素为主的中西医结合综合治疗肾病，在提高疗效、减少激素副作用、预防复发方面有较好的疗效。

2 对症治疗

对肾病首先应对症治疗，水肿明显者利尿，血压高者降压。对症治疗是西医治疗肾病的重要原则。肾病的许多症状，如水肿、高血压、蛋白尿等，如果不及时处理，对人体的危害极大，有时甚至是致命的。比如水肿，如果仅仅是晨起眼睑水肿，问题倒还不算大，但如果是全身水肿，麻烦就很大。这时如果不赶紧用利尿剂来消除水肿的话，有可能会导致死亡。所以，对症治疗非常重要。但对症治疗只是治疗肾病的一个部分，在治疗各种症状的同时或治愈之后，仍然需要针对病因进行治疗。

3 维持水电解质平衡

水是生命之源，人体的生命活动随时需要水的参与。水电解质平衡及酸碱平衡是正常代谢及维持生命必需的条件。当这些平衡被打破，机体又不能调节及代偿时，即出现水电解质平衡失常或酸碱平衡紊乱，可危及生命。肾脏是调节“内环境”最主要的器官，通过改变肾小球的滤过率和肾小管对物质的重吸收（浓缩和稀释功能）进行调节，同时通过排泄酸性代谢产物和对碳酸氢盐的重吸收调节酸碱平衡。各种肾脏疾病易引起水、电解质平衡紊乱，肾脏功能正常与否直接影响着人体内水、电解质以及酸碱代谢的平衡。所以，西医对肾脏病的治疗要以恢复肾功能及维持水电解质平衡为原则。

4 防治感染及其他并发症

肾病患者一般营养状况差，免疫功能减退，尤其是应用激素及免疫制剂期间，机体抵抗力明显低下，极易并发感染，如肺部感染、尿路感染、败血症及皮肤感染等，往往会使病情加重。在治疗肾病期间，应针对感染的性质及部位给予相应的治疗。

肾病综合征（NS）的常见并发症包括：感染、血栓和栓塞、急性肾衰竭、高脂血症、内分泌功能异常以及水、电解质失衡等。由于这些并发症常使患者病情复杂化，影响治疗效果，甚至危及患者生命，故应积极防治。

5 注意休息和营养

劳累可加重肾病患者高血压、水肿和尿检异常，因此对肾脏病患者来说，适当休息，避免劳累是非常重要的。劳逸结合是保持身体健康的重要措施，休息时人体处于低水平代谢状态，使疲劳得以缓解。患病后，为了减轻机体功能的消耗，增强抗病能力，休息是必要的，是一项保护性措施。

在饮食方面，限制蛋白质摄入是慢性肾病，特别是慢性肾衰竭治疗的一个重要环节。多数早、中期慢性肾病患者都能通过饮食治疗控制病情并维持身体营养所需。但疾病一旦进入后期，无论透析与否，患者都可能存在不同程度的蛋白质能量营养不良。其中30%为轻到中度营养不良，6% ~8%可达重度。营养不良一经发现，应尽可能通过增加进食予以解决，必要时可以采用管饲的方法。除此以外，慢性肾病患者对于其他一些营养物质的补充也有一定的要求，如慢性肾衰患者常有血磷增高、血钙下降，因此应限制磷而增加钙的摄入；透析与否和蛋白尿轻重程度的不同，常决定微量元素的输入量；针对慢性肾衰患者常有的维生素缺乏，应给予一定量的水溶性维生素，而脂溶性维生素补充应慎重，以防体内蓄积产生毒副作用。

建议日常给予正常量的优质蛋白（以富含必需氨基酸的动物蛋白为主）饮食。热量要保证充分，尽管患者丢失大量尿蛋白，但由于高蛋白饮食增加肾小球高滤过，可加重蛋白尿并促进肾脏病变进展，故目前一般不再主张应用。水肿时应低盐饮食，摄盐量每天小于3克。为减轻高脂血症，应少进富含饱和脂肪酸（动物油脂）的饮食，而多吃富含多聚不饱和脂肪酸（如植物油、鱼油）及富含可溶性纤维（如豆类）的饮食。

温馨提示

人的肾有生髓一说，因此脑髓的生长要靠肾来维持，用脑过度会有损肾的元气，出现头晕、记忆力减退等症状；有时并不是脑的问题，归根结底可能是肾虚的缘故，所以充足的睡眠也是恢复精、气、神的重要保障。不仅如此，还要保持良好的心态，努力控制自己的情绪，避免大喜大悲，少动气。

治疗误区

肾病是生活中很常见的一种疾病，病程长，治愈慢。肾病的治疗宜早不宜迟，但是很多患者在治疗方面存在很多的治疗误区，下面大家一起来详细了解一下。

1 误区一：激素能够治愈肾病

很多患者发病之初感觉倦怠，双腿沉重，早上起来后，脸部水肿，像“胖了”一样。到医院检查，发现小便中有蛋白或潜血，被确诊为肾病。肾病的常规治疗，往往采用口服激素、雷公藤、环磷酰胺等药物来控制尿蛋白、潜血。刚开始治疗效果还较明显，症状很快好转、消失，但遇到感冒、劳累时又会发作。于是，又开始使用激素，如此反复，一次比一次加重，渐渐出现恶心、呕吐等肾功能不全症状。其实这是因为小便中出现蛋白质和潜血，肾小球基底膜受到了严重损伤。单纯使用一些控制性药物，从指标上看尿蛋白、潜血暂时消失了，但并不等于肾病治好了。这些激素类药物有明显的副作用，治标未治本，指标暂时下降，之后又会上升。

2 误区二：指标降低证明肾病好转

对于各种早期肾病，如果只重视尿蛋白、潜血、白细胞、脓细胞的控制治疗，单纯地把指标降下来，而不对肾脏病变的原因进行治疗，最终会出现肾脏功能下降，血液中大量毒素蓄积，血肌酐、尿素氮不断升高。传统的治疗方法认为：只要使血肌酐、尿素氮化验指标下降了，肾病就得到控制了。于是给患者口服肠道排毒药物，用来降低肌酐、尿素氮。却忽视了对已经严重病变的肾脏本身的功能进行修复，这样在服用这些降低指标药物的同时，肾脏也会受到大量药物的侵害，肾脏功能迅速恶化，从而失去了非常宝贵的治疗时机。患者逐渐出现严重的贫血、频繁呕吐、厌食、血压高、小便明显减少、睡觉不能平卧、胸闷憋气等尿毒症症状，不得不走上长期血液透析或换肾的道路。

所以，只有从病理上修复肾脏结构，保护和恢复肾脏功能，增强肾脏的排毒作用，同时尽量减少肠道或透析排毒，才是每一位肾衰患者在确保生命安全的前提下走向健康的希望之路。

3 误区三：透析，无法摆脱

西医认为，尿毒症患者一旦开始血液透析，要想摆脱掉是不可能的，但事实并非如此。因为每个人的原发病不一样，导致出现尿毒症的原因及诱因也不完全一样。如果能采取有效的办法治疗原发病，去除诱因，摆脱血液透析是完全可能的。很多患者在血液透析前，多是病情长期稳定，血肌酐、尿素氮也相对稳定，并未到非透析不可的程度，残存的肾功能部分仍很可观，但往往由于感冒、发热、肺部感染、腹泻肠炎、泌尿系感染、高血压控制不良、外伤或情绪激动、未注意休息等情况，导致病情发生恶化而不得不进行血液透析。对于此种情况，如能采取一定措施解决原发病，拉长透析间隔的时间，患者最终摆脱血液透析是完全可能的。但如果不抓住机会快速治疗，肾单位大量坏死，最终无法逆转，就只有依赖血液透析了。血液透析带来的巨大费用和不适，会成为肾病患者和家庭难以承受的负担。

4 误区四：换肾，最好的解决办法

近几年媒体对换肾等器官移植的宣传，使得不少人一听尿毒症就联想到换肾。事实上，因为肾源太少，很少有人能幸运地换肾成功，而且并非每一次移植都能成功，所以无论是透析，还是肾脏移植，都属于亡羊补牢的措施，是迫不得已而实施的治疗方法，是属于治疗肾病的最后一种选择。所有的医生都不希望发展到这一步。

5 误区五：输血可以改善尿毒症的贫血状况

有许多肾病患者认为，输血可以改善尿毒症的贫血状况，但是大量或多次输血，会减少红细胞生成素的产生，反而加重贫血。此外，输血可使血中尿素氮等有毒物质含量进一步升高，对肾脏有一定的损害。

6 误区六：完全控制蛋白质的摄入

很多专家会建议患者控制蛋白质的摄入量，有些患者会完全控制蛋白质的摄入，从而导致机体营养物质缺失，对身体有一定的损害。长期低蛋白饮食可能引发严重的营养不良。因此，在低蛋白饮食治疗的基础上，应补充必需的氨基酸，以改善营养不良状态，并保护残余肾单位，延缓肾衰进程。

7 误区七：患了肾病“注定”会患尿毒症

肾病的发生率越来越高，但大家对肾病的知晓率并不是很高。因此部分患者对于肾病早期的一些症状并不是很敏感，导致在发现身体不适时往往已是肾病晚期。但不能以偏概全，尿毒症是肾脏病发展到最严重的结果，并不意味着所有肾病患者都会有糟糕的结果。我国有一亿多的肾病患者，尿毒症

患者只占1%。事实上，大部分的肾病患者只要重视自己的病情，积极控制并发症，规范治疗，并不会患尿毒症。

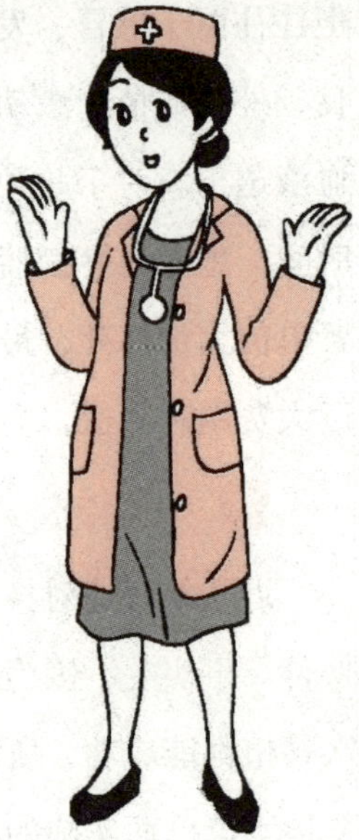

8 误区八：肾穿刺（肾活检）会加重病情

有的肾病综合征患者被确诊后，医生建议其做肾穿刺，患者感觉不靠谱、害怕，说什么也不愿意做。事实上，肾穿刺现在已是一项成熟的技术，对帮助肾病的诊断有很大作用。肾病的发病机制复杂，肾病综合征就包括多个病种，如微小病变、膜性肾病、膜增生性肾炎等。明确诊断病例类型更有利于疾病的治疗。有少数人在肾穿刺检查时可能伴有并发症，可以在手术前及时和医生沟通自己的想法，但不应讳疾忌医。

9 误区九：吃降压药容易上瘾

降压药在肾内科中被广泛应用，如普利类和沙坦类的降压药，不但有降压的功能，还对肾病患者有降低尿蛋白、保护肾功能的作用。很多人觉得一直吃降压药会不会产生依赖性呢？于是就擅自停药了。其实一些患者如果伴有持续性尿蛋白、高血压，为了避免加重肾损害，必须要通过长期吃药来控制病情，不能因担心药物上瘾而停药。

温馨提示

肾病患者忽视对原发病的治疗是普遍存在的一种治疗误区，如果不及时治疗红斑狼疮性肾炎、肾结核、尿路梗阻等疾病，会加重病情的发展，对肾脏造成严重的损害。

肾病患者不应单纯依赖中草药进行治疗，因为中草药对早、中期肾衰有一定疗效，但对于晚期尿毒症的疗效不理想。此时应尽早进行更专业的治疗，以免拖延治疗时间，加重病情发展。

合理用药是关键

肾脏是人体非常重要的组织器官。中医认为，肾为先天之本，主骨骼、一身之精气、生殖发育等，并开窍于耳。现代医学认为，肾是人体重要的排泄、代谢器官，对药物在人体内代谢起重要作用。然而，当肾脏发生病变，或者肾功能不全时，药物在人体内的吸收、分布、代谢、排泄以及机体对药物的敏感性都可能发生变化。

1 合理用药的重要性

首先，肾功能不全或肾病患者的肾单位数量减少，易造成肾小管酸中毒。有些维生素 D 羟化不足，可导致肠道钙吸收减少。慢性尿毒症患者常伴有胃肠功能紊乱，出现腹泻、呕吐，药物的吸收减少。一般来说，肾功能不全的肾病患者，血浆蛋白结合率会发生改变，酸性药物血浆蛋白结合率下降，而碱性药物血浆蛋白结合率一般不变。需要说明的是，这种改变的临床意义很难预测。一方面，药物蛋白结合率下降，游离血药浓度增高，作用增强，毒性增加；但另一方面会造成药物的分布容积增加，消除加快，半衰期缩短。而且，肾脏含有多种具有生物活性的酶，许多药物的氧化、水解以及结合均是在这些酶的作用下完成的。如果患者肾脏受损或功能不全，药物的代谢将会发生很大的变化。

一般来说，这些人的药物氧化反应加速，还原和水解反应减慢，尤其是主要经肾脏排泄的药物消除减慢。血浆半衰期延长，易造成药物在体内蓄积，作用增强，甚至产生毒性反应。如普鲁卡因胺，其代谢产物乙酰普鲁卡因胺有 85% 经肾脏排泄，肾功能不全的患者血浆半衰期从 6 小时延长到 45 小时。抗生素类药物的半衰期变化也很明显，如正常血浆的半衰期与少尿血浆的半衰期比较，青霉素由 0.5 小时增加到 7.2 ~ 10.5 小时，四环素由 0.5 小时增加到 57 ~ 108 小时，庆大霉素由 2.5 小时增加到 45 小时，红霉素由 1.4 小时增加到 4.8 ~ 5.8 小时。因此，对肾功能不全或受损的患者，使用抗生素尤其应该慎重。另外，尿毒症患者常伴有电解质及酸碱平衡紊乱，对药物的敏感性也会增加，临床上应予考虑。

2 用药原则

尽量避免或减少使用肾毒性大的药物，如确实需要用时，少量达效即可。注意药物的相互作用，防止配伍而产生的肾毒性，尽量避免有肾毒性的药物合用。最好根据患者的具体情况确定个体给药方案，并根据疗效再行调整。肾功能不全而肝功能正常的患者可选用双通道（肝肾）排泄的药物给药，肾病患者应当慎重使用药物。四环素类抗生素、抗高血压药、两性霉素 B 等可以引起肾小球功能障碍；利福平、肼屈嗪、依那普利等可以引起急性肾小球肾炎；金制剂、非甾体抗炎药、卡托普利、华法林、干扰素、磺胺类等可以引起肾小球肾炎及肾病综合征；头孢菌素、丝裂霉素、口服避孕药、甲硝唑、磺胺类、卡马西平、格列本脲等可以引起肾小管损害及肾小管功能障碍；氨基糖苷类抗生素、鱼精蛋白、氢化可的松、抗肿瘤药等可以引起急性肾小管坏死；镇静催眠药、抗抑郁药、解热镇痛药、抗凝药、磺胺类等可以造成急性肾衰竭；头孢菌素、青霉素类、庆大霉素、对氨基水杨酸、异烟肼等可以引起间质性肾炎；维生素 D、维生素 A 及过量抗酸药等可以引起肾结石；多肽抗生素、吡哌酸、诺氟沙星、甲硝唑、青霉素类、磺胺类、抗凝血药、解热镇痛药等可以引起血尿。

应当特别指出的是，很多中药对肾脏有一定的毒性和损害，尤其长期使用更应该特别注意。例如：雷公藤、草乌、益母草、蓖麻籽、麻黄、北豆根等可导致急性肾衰。而且含上述中药的一些制剂也可引起肾损害甚至急性肾衰（有报道称，服用雷公藤片、山海棠片等，剂量稍大时即可出现血尿、蛋白尿、管形尿和肾脏叩击痛，继而出现急性肾衰，导致死亡）。马兜铃、天仙藤、寻骨风等，均含马兜铃酸，中毒可导致肾小管坏死出现面部水肿，渐致全身水肿，甚至出现急、慢性肾衰竭或尿毒症而死亡。近年来报道，使用中成药茴香桔梗丸、云南白药、葛根素注射液、复方丹参注射液可引起急性肾衰。另外，具有毒性的中药斑蝥、蜈蚣、蜂毒、砒霜、雄黄等，对肾脏均有很强的毒性，即使是含有以上药物的中成药，也不能超量服用。

总之，肾病患者的合理用药非常重要，只有正确地诊断病情，充分认识和掌握药物的生理生化特性以及毒副作用，才能够制订出合理的治疗方案，使患者得到最佳的治疗。

治疗注意事项

1 注意感染

肾病本身就是免疫系统疾病，会导致患者的免疫力降低，所以易引起感染。不管是显性感染（感冒、扁桃体炎、外伤、手术等），还是隐性感染（慢性咽炎、鼻炎、牙周炎、胃炎、胆囊炎、尿路感染、前列腺炎等），都会进一步加重肾脏损害，使得病情复发或加重。所以，患者须积极预防和治疗感染，提高免疫力。

2 注意高血压

肾病患者的血压必须控制在130/80毫米汞柱以下。因为血压高可引起肾小管管腔狭窄，导致肾小管硬化、肾萎缩；同时，高血压也使患者的蛋白尿、血尿、肌酐、尿素氮持续上升。

3 注意贫血

若肾功能不全的患者肌酐超过200微摩尔/升，就有可能出现贫血，贫血程度和肾脏受损程度是成正比的。贫血越严重，预后越不好。因为贫血可造成患者肾缺血，肾脏缺血，其排毒能力就下降了，肌酐就会上升。所以贫血患者必须纠正贫血，保持血红蛋白在100克/升以上，促红细胞生成素、铁剂、叶酸、维生素B_{12}缺一不可。

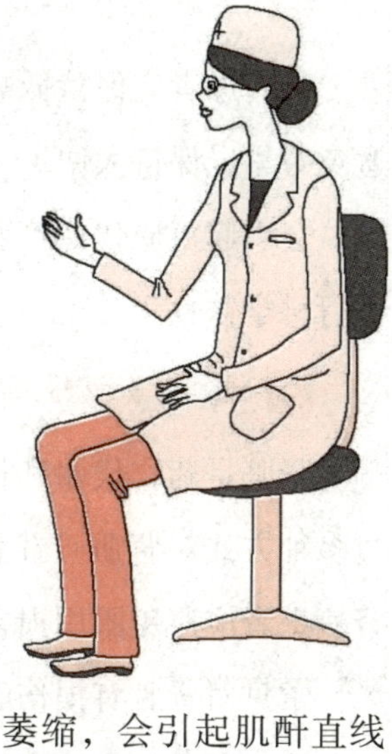

4 注意高尿酸血症

高尿酸直接损害肾间质，导致肾间质纤维化、肾萎缩，会引起肌酐直线上升，所以高尿酸患者一定要尽快治疗。

5 注意酸中毒

酸中毒是尿毒症最常见的死因之一。只要二氧化碳结合力小于 16 毫摩尔/升，肌酐就会每个月上升 100 毫摩尔/升，可致中枢神经系统代谢紊乱、意识障碍、呼吸中枢和血管运动中枢麻痹而死亡，必须尽快治疗。

6 注意电解质紊乱

如果肌酐大于 200 毫摩尔/升，患者就可能产生电解质紊乱。在肾功能不全初期，肾的浓缩功能减退，尿量增多，会引起低钾、低钙、低钠症状。在尿毒症末期，肾的排泄能力丧失，尿量减少就会引起高钾、低钙、高磷、高氯症状。电解质紊乱会加重肾功能恶化、肌酐升高，应尽快治疗，以防心衰。

7 注意高脂血症

约 50% 的肾病综合征、慢性肾炎、透析患者因脂质代谢紊乱而出现胆固醇和三酰甘油升高。在修复肾小球的同时，高脂血症在破坏肾小球的基底膜，所以必须降脂，保护肾单位。肾病患者的胆固醇必须降至 5.5 毫摩尔/升，三酰甘油必须降至 1.5 毫摩尔/升以下。

8 注意饮食起居

肾病患者应保持低盐、低蛋白、低磷、低嘌呤、高热量饮食，情绪稳定，避免劳累，保持大便 1 ~ 3 次/日。如果摄入大量的蛋白质、肉类、动物内脏等，会引起氮质代谢产物增加，尿素氮、肌酐上升，所以必须按照医生指导进行科学饮食。

9 避免服用损害肾脏的药物

肾脏是药物代谢和排泄的主要器官。药物在代谢和排泄过程中，可以通过多种方式对肾脏产生毒性作用，造成肾脏损害而引发中毒性肾病。所以，肾病患者应避免服用损害肾脏的药物，如卡那霉素、丁胺卡那、链霉素等。

常见对肾脏有损伤的药物有：

抗生素类：青霉素、妥布霉素、庆大霉素、卡那霉素、链霉素，以及环丙沙星、左氧氟沙星、伊诺沙星、加替沙星等喹诺酮类，还有磺胺类药物、抗结核药物、抗真菌药物、抗病毒药物、抗滴虫药物等都具有一定的肾毒性，长期或大剂量服用会造成肾功能受损。

利尿剂：利尿剂是肾内科应用最广泛的药物之一，一般副作用比较小，但使用剂量过大、时间过长或者使用时机不对都会引起肾脏损害，或使原有的肾脏病加重，其中以甘露醇最为常见。

造影剂：几乎每种造影剂都有可能引起造影剂肾病，约占重症监护病房急性肾衰竭患者的10%。

中草药：目前许多临床和实验研究都证明很多中草药对肾脏有毒副作用，会造成急性或慢性肾脏损伤，目前收集到的有肾毒性的中草药已经超过一百种。报道较多的有马兜铃、雷公藤、木通、山豆根、苍耳子、威灵仙、马钱子、商路、巴豆、泽泻、广防己等。

其他还有非甾体类抗炎药如吲哚美辛、布洛芬等，如果因病情需要而长期服用，也可能引起肾损害。近年来，由于临床上广泛应用或滥用各种药物，使药物所致的肾衰竭发生率日益增长，在老年人群中尤为突出。

10 不可擅自停药或减量

在使用激素治疗时，若剂量较大、时间较长，患者会出现“满月脸”，身体也会像吹气球似的胖起来。但患者痊愈之后，这种情况是会改善的。很多人担心激素有副作用，在治疗的时候不按照医嘱服用。在几次尿常规检查显示各项指标正常后，有的患者就心存侥幸地停止服药。殊不知，这种正常只是一时的药物作用，病根还在。在停药一两个月后，患者大多会再次出现“三高一低”，即肾病综合征的几个典型特征，包括大量蛋白尿、高度水肿、高脂血症和低蛋白血症，这样做会造成很严重的后果。所以，患者在接受治疗的时候一定要按照医嘱进行治疗，如果自己有什么担心和顾虑，可以提出来和医生讨论，但不要自己减药或停止治疗。

11 注意复诊

慢性肾病患者需长期随诊，以明确病情有无加重、恶化，如有短期内病情迅速恶化，需住院治疗，以寻找加重疾病病情的因素，并加以纠正，以控制病情发展。许多慢性肾病患者经过一段时间的治疗之后，可能会觉得治疗与不治疗效果区别不大，因此停止治疗，不再去医院复诊。实际上对所有慢性肾病患者来说，无论治疗效果如何，都应定期检查。

患者之所以停止复查，主要原因是错误地认为治疗与不治疗效果一样（化验指标改变不大）。实际上对大多数慢性肾病或慢性肾功能不全的患者来说，若肌酐没有明显升高，特别是用公式法计算肾小球滤过率每年减少小于 4 毫升/分，应认为治疗效果尚可。当然经过治疗，肌酐有明显下降则更好。

另外一个原因是，患者未能认识到定期复查可以及早发现慢性肾脏疾病的并发症，如高血压、贫血及钙磷代谢紊乱等。通过控制这些并发症，可以使慢性肾病患者的肾功能得到保护，减轻心脑血管的损害。

温馨提示

肾功能一旦受到损害，要逆转非常困难。所以，慢性肾病患者应该树立起一种“治未病”的理念，早期预防、早期诊断、早期治疗在肾病的防治中尤为重要。

慢性肾病用药指南

慢性肾病（CKD）是绝大多数肾脏疾病（诸如肾小球肾炎、隐匿性肾炎、肾盂肾炎、过敏性紫癜肾炎、红斑狼疮肾炎、痛风肾、IgA 肾病、肾病综合征、膜性肾病、糖尿病肾病、高血压肾病、多囊肾）的临床统称，除了急性肾炎和急性尿路感染（肾脏急性炎症性疾病）外，都可以归属慢性肾脏病的范围。该疾病是一个缓慢发展、相对良性的疾病（或共同的临床病理过程），若未能及时有效诊治，均可导致病情恶化进展或随病程迁延，将会发展成为慢性肾功能不全、肾衰竭，最终形成尿毒症。

由于其发病特点有“三高”（发病率高、伴发的心血管病患病率高、病死率高）和“三低”（全社会对慢性肾脏病的知晓率低、防治率低、伴发心血管病的知晓率低），已经成为全球性公共健康问题。

CKD 的分期图（GFR 为肾小球滤过率）

分期	描述	GFR（ml/min/1.73m²）
1	肾损伤，GFR 正常或增加	大于等于 90
2	肾损伤，GFR 轻度下降	60～89
3	GFR 中度下降	30～59
4	GFR 严重下降	15～29
5	肾衰竭	小于 15（或透析）

1 CKD 总体防治原则

对于 CKD 的总体治疗方法，国内近期提出了慢性肾脏病一体化防治的策略和目的，各期干预原则如下：

CKD 0 期：CKD 筛选，降低 CKD 危险因素；

CKD1 期：诊断和治疗 CKD 的原发病；治疗并发症；延缓 CKD 的进展速率，降低 CVD 发生；

CKD2 期：1 期治疗 + 评估 CKD 的进展；

CKD3 期：2 期治疗 + 评估和治疗并发症；

CKD4 期：评估 CKD 进展，治疗并发症，评估和准备肾脏替代治疗；

CKD5 期：肾脏替代治疗。

总之，慢性肾脏病的治疗重点在于控制原发病，避免或纠正可逆因素，延缓 CKD 的进展，防止并发症以及准备透析和适时肾脏移植。

2 CKD 的基础治疗

在 CKD 的治疗重点中，控制原发病和避免或纠正可逆因素属于慢性肾脏病的基础治疗。

所谓的基础病–病因治疗是指消除或控制引起肾损害的因素（如糖尿病、高血压病或自身免疫性疾病等），实际上也是初级预防的主要措施之一。针对各种类型的早中期肾脏疾病（如各种肾小球肾炎，肾小管和间质疾病，肾血管性疾病等）进行治疗，以延缓、遏止和逆转其发展。关键在于如何根据患者蛋白尿、高血压、肾功能水平的情况，制订合理治疗方案。

3 如何延缓 CKD 进程

根据病患前期诊断结果，做到严格控制血压、血糖，以及控制蛋白尿。临床上西医基本能够满足对于血压和血糖控制的需求，而对于尿蛋白的控制，尚且没有明确的疗效。长期服用此类药物带来副作用较大，主要包括：①其可能使肾小球滤过率进一步降低而引起肾功能急剧恶化；②此两类药物可以引起刺激性干咳；③可以导致血钾升高。其对于血肌酐水平偏高患者也具有极大的用药局限性，国内临床专家对于中药降尿蛋白研究后，推举出众多的中药用药方案，以更好地控制尿蛋白。其中，有虫草类、大黄类和丹参类制剂等，但各有弊端。以金水宝、百令为例的虫草类制剂其功能主要在补益，而慢性肾脏病多以阴虚燥热为证，因此专家建议此类药物应该慎用。另一方面，黄葵胶囊主要含有黄酮类化合物，功效为清利湿热、解毒消肿。

常见肾病的西医治疗

急性肾炎

急性肾炎，即急性肾小球肾炎（AGN），指一组由不同病因所致的感染后免疫反应引起的急性两侧肾脏弥散性肾小球非化脓性炎性病变，是儿童和青少年（5～14 岁多见）的常见疾病，也偶见于老年人，男性发病率高于女性，为（2～3）∶1。心力衰竭是本病的主要并发症之一，如没能早期发现和及时治疗，少数病例可危及生命，或病程迁延，转为慢性肾炎。

急性肾炎是肾炎的典型，可分为急性链球菌感染后肾小球肾炎和非链球菌感染后肾小球肾炎，以链球菌感染（呼吸道或皮肤感染）为多见，其他细菌、病毒及原虫等也可引起。临床以水肿、少尿、血尿、蛋白尿及高血压为主要表现，发病周期短，发病较急，很容易被患者察觉。在临床上，有一些患者的急性肾炎是可以自愈的。多数病例的尿常规改变在3～6个月恢复，少数患者在急性期后临床表现消失，肾功能良好，但尿液中红细胞和少量蛋白可迁延1～2年才逐渐消失。另有少数患者迁延发作转为慢性肾炎，个别病例急性期可发生严重并发症而死亡。总的来说，急性肾炎的治疗效果较好，经过治疗，绝大部分患者都可以完全恢复。需要注意的是，防治感染是预防急性肾炎的根本，患者病愈之后也要预防感染、高血压，并禁止使用对肾脏有害的药物。

1 临床表现

（1）起病前1～3周有上呼吸道或皮肤感染史。如咽炎、扁桃体炎、脓疱疮。

（2）全身表现如乏力、厌食、恶心、呕吐、腰痛及头痛。

（3）血尿及蛋白尿：尿色深，轻至中等量蛋白尿。

（4）少尿及水肿：尿量可少于400毫升/日，晨起眼睑水肿，面色苍白，呈“肾炎面容”，严重时波及全身，早期指压凹陷性不明显。

（5）高血压：一过性的轻至中度高血压。

（6）严重病例在早期可出现急性左心衰竭、脑病及急性肾衰竭等表现。

2 诊断依据

（1）上呼吸道或皮肤感染后2～3周出现血尿、蛋白尿、少尿、水肿、高血压甚至氮质血症等。

（2）血清补体C3急性期下降，并于6～8周恢复，抗链球菌“O”抗体（ASO）滴度升高，红细胞沉降率加快，尿比重增高。

（3）B超示双侧肾脏均匀性肿大。

（4）肾穿刺示弥散性毛细血管内增生性肾小球肾炎。

3 治疗原则

（1）卧床休息，低盐饮食，水肿时限制饮水量。

（2）对症治疗：利尿消肿、降压、预防心脑血管并发症。

（3）治疗感染源（首选青霉素）。

（4）中医中药治疗。

（5）出现严重肾衰竭时，可做透析治疗。

4 治疗方法

本病无特异治疗。急性肾小球肾炎大多可自愈，对轻症病例不必过多用药，下面是一些治疗措施。

（1）休息：急性期患者需卧床 2～3 周，直到肉眼血尿消失，水肿减退，血压正常，即可下床轻微活动。红细胞沉降率正常患者可上学或工作，但应避免重体力活动。患者在尿沉渣细胞绝对计数正常后，方可恢复体力活动。

（2）饮食：对水肿及高血压患者应限盐及水。食盐以 60 毫克/（千克体重·日）为宜。水分一般以不显性失水加尿量计算。有氮质血症者应限制蛋白质摄入，可给予优质动物蛋白 0.5 克/（千克体重·日）。

（3）抗感染治疗：有感染灶时用青霉素 10～14 天。

（4）对症治疗：

1）利尿：经控制水、盐摄入量仍水肿、少尿者，可用氢氯噻嗪 1～2 毫克/（千克体重·日），分 2～3 次口服。无效时需用呋塞米，口服剂量为 2～5 毫克/（千克体重·日），每日 1～2 次。

2）降压：凡经休息，控制水盐摄入、利尿而血压仍高者均应给予降压药。a. 硝苯地平：系钙通道阻滞剂。开始剂量为 0.25 毫克/（千克体重·日），最大剂量 1 毫克/（千克体重·日），分 3 次口服。此药有增加心肌梗死发生率和死亡率的危险，一般不单独使用。b. 卡托普利：系血管紧张素转换酶抑制剂。初始剂量为 0.3～0.5 毫克/（千克体重·日），最大剂量为5～6毫克/（千克体重·日），分3次口服，与硝苯地平交替使用降压效果更佳。

（5）严重循环充血的治疗：严重循环充血属于严重症状，如不早期发现并及时治疗，可危及生命。

1）应让患者卧床休息，严格限制水、钠摄入及降压。尽快利尿，矫正水钠潴留，恢复正常血容量，可使用呋塞米注射。

2）对表现有肺水肿者，除一般对症治疗，可将硝普钠5～20毫克加入5%葡萄糖液100毫升中，以1微克/（千克·分钟）速度静滴。用药时严密监测血压，随时调节药液滴速，每分钟不宜超过8微克/千克，以防发生低血压。滴注时针筒、输液管等须用黑纸覆盖，以免药物遇光分解。

3）上述处理无效者尽早采用腹膜透析或血液滤过治疗。

（6）高血压脑病的治疗：出现高血压脑病应及时尽快治疗，原则为选用降压效力强而迅速的药物。首选硝普钠，用法同上。对有惊厥者应及时止痉。

（7）急性肾衰竭的治疗：急性肾衰竭属临床危重症。该病是一种由多种病因引起的急性肾损害，可在数小时至数天内使肾单位调节功能急剧减退，以致不能维持体液电解质平衡和排泄代谢产物，进而导致高血钾、代谢性酸中毒及急性尿毒症综合征。一般持续3～5日，在尿量逐渐增多后，病情好转。若病情持续数周仍无好转，则预后严重。急性肾炎致死的主要原因就是急性肾衰竭，所以相关患者一定要尽早治疗。

1）少尿期的治疗

去除病因和治疗原则：对急性肾衰竭应及时纠正患者全身循环血流动力障碍，包括补液、输注血浆和白蛋白、控制感染等。接触肾毒素物质，严格掌握肾毒性抗生素的用药指征并根据肾功能调节外药剂量，密切监测患者尿量和肾功能变化。

饮食和营养：应选择高糖、低蛋白、富含维生素的食物，尽可能供给足够的能量。

控制水和钠摄入：坚持量入为出的原则，严格限制水、钠的摄入，有透析支持则可适当放宽液体入量。

纠正代谢性酸中毒：对轻、中度代谢性酸中毒一般无须处理。

纠正电解质紊乱：包括高钾血症、低钠血症、低钙血症和高磷血症的处理。

透析治疗：在医生的指导下进行治疗。

2）利尿期的治疗：利尿期早期，肾小管功能和肾小球滤过率尚未恢复，血肌酐、血钾和酸中毒仍继续升高，伴随着多尿，还可出现低钾和低钠血症等电解质紊乱，故应监测尿量、电解质和血压变化，及时纠正水、电解质紊乱，当血浆肌酐接近正常水平时，应增加饮食中蛋白质摄入量。

3）恢复期的治疗：肾功能日趋恢复正常，但可遗留营养不良、贫血和免疫力低下，少数患者会遗留不可逆性肾功能损害。患者应休息和加强营养，防止感染。

慢性肾炎

慢性肾炎，即慢性肾小球肾炎，是指各种病因引起的不同病理类型的双侧肾小球弥散性或局灶性炎症改变，起病隐匿，病程迁延，可表现为不同程度的肾功能减退，具有肾功能恶化倾向，最终将发展为慢性肾衰竭。不过这个演变过程一般较为漫长，少则几年，多则十几年。临床以水肿、高血压、蛋白尿、血尿及肾功能损害为基本表现。疾病表现呈多样化，治疗困难，预后较差。本病发病率高，许多人在患有本病后常会心情郁闷、精神紧张。慢性肾炎的治疗比较棘手，目前主要以中西医结合治疗为主，而中医治疗的疗效比较令人满意。

1 临床表现

大多数病例起病隐匿、缓慢、迁延、时轻时重，呈渐进性发展。可发生于任何年龄，但以青中年为主，男子居多。

（1）眼睑及踝部出现水肿。

（2）高血压。

（3）肾功能不全。

（4）全身症状，如面色苍白、头昏、耳鸣、食欲减退、疲乏、失眠等。

（5）尿液检查异常，有蛋白尿、血尿。

2 诊断依据

（1）血液检查。贫血、红细胞沉降率高，白蛋白含量低，球蛋白含量高，血脂含量高。

（2）尿常规检查。常有轻、中度蛋白尿，同时伴有血尿，红细胞管型，肉眼血尿少见，多为镜下持续性血尿。

（3）肾功能检查。

1）内生肌酐清除率和酚红排泄轻度下降，尿浓缩功能减退。

2）血清尿素氮和肌酐早期基本正常，随病情加重，血尿素氮、肌酐逐步增高，当其高于正常值时，证明有效肾单位已有60%～70%受损害。对肾功能不全，尤其是尿毒症的诊断更有价值。

（4）其他辅助检查：

1）腹部X线平片。肾脏明显缩小，表面不光滑。

2）B超。早期双肾正常或缩小，肾皮质变薄或肾内结构紊乱，B超检查可帮助排除先天性肾发育不全、多囊肾和尿路梗阻性疾病。

3）肾穿刺活检。明确病理类型，根据病理改变指导治疗和估计预后。

3 治疗原则

无特效药物，主要治疗方法有饮食治疗、预防感染、避免使用肾毒药物及对症治疗。以防止或延缓肾功能进行性恶化、改善或延缓临床症状及防治严重并发症为主要目的。一般不主张使用激素和细胞毒性药物。

4 治疗方法

（1）休息：对有水肿、高血压或肾功能不全患者，应强调适当休息，避免劳累。

（2）限制高蛋白饮食：选择优质低蛋白、低磷、高能量及适量维生素及微量元素饮食。控制每日蛋白质摄入在0.5～0.8克/千克。高血压患者应适当限盐（每日小于3克）。

（3）积极控制高血压：在慢性肾炎进展过程中，健存肾单位处于代偿性高血流动力学状态，全身性高血压可进一步加重病变，导致肾小球进行性损伤。积极地控制高血压可防止肾功能损伤加重。应选择能延缓肾功能恶化、具有肾脏保护作用的降压药物，对顽固性高血压应采用联合用药方式。对明显水钠潴留者，利尿药可作首选。若肾功能较好，可加噻嗪类药物；对于肾功能差者（肾小球滤过率小于25毫升/分），应改用利尿药，注意预防电解质紊乱，以防加重高脂血症及高凝状态。临床常用的降压药物有：

1）利尿：氢氯噻嗪、呋塞米。

2）对肾素依赖性高血压：首选血管紧张素转换酶抑制剂（ACEI），对肾脏有特殊作用，如贝那普利（洛汀新）；或血管紧张素Ⅱ受体拮抗剂，如氯沙坦（科素亚）；也可选用β受体阻滞剂，如阿替洛尔、美托洛尔。

3）钙离子拮抗剂：美托洛尔（络活喜）。

4）a受体阻滞剂：哌唑嗪。

（4）应用抗凝和抑制血小板聚集药物：尿FDP持续阳性和/或血浆清蛋白浓度低于20克/升（提示高凝状态），病理类型属毛细血管性肾小球肾炎、局灶节段性肾小球硬化和重度系膜增生性肾炎，可使用抗凝药和抗血小板药。取肝素50～100毫克稀释后静滴，每日1次；双嘧达莫100毫克，每日3～4次；阿司匹林40～300毫克/日，口服，对系膜毛细血管性肾炎有一定降低尿蛋白的作用。

（5）糖皮质激素和细胞毒性药物：一般不用；肾功能正常，病理症状轻，尿蛋白多，可试用；无效者逐步撤药。

（6）其他：严防感染，避免使用对肾脏有损害的药物。纠正高脂血症、高血糖、高尿酸血症。

肾病综合征

肾病综合征（NS）不是一种独立性疾病，而是肾小球疾病中的一组症候群。肾病综合征典型表现为大量蛋白尿、低蛋白血症、高度水肿、高脂血症。

1 临床表现

（1）大量蛋白尿。大量蛋白尿是 NS 患者最主要的临床表现，也是 NS 的基本病理生理机制。当肾小球滤过膜的分子屏障及电荷屏障作用受损时，其对血浆蛋白的通透性增加，血浆蛋白大量漏出；当原尿中蛋白含量增多超过近曲小管回吸收量时，形成大量蛋白尿。凡增加肾小球内压力及导致高灌注、高滤过的因素如合并高血压、输注血浆和进食高蛋白饮食等，均可加重蛋白尿。

（2）低蛋白血症。低蛋白血症见于大部分肾病综合征患者，即人血白蛋白水平在 30 克/升以下。

1）大量白蛋白从尿中丢失。

2）原尿中部分白蛋白在近曲小管上皮细胞中被分解（每日达 10 克）。

3）肝脏虽代偿性增加白蛋白合成，但当其合成不足会造成其丢失和分解。

4）胃肠黏膜水肿导致饮食减退，蛋白质摄入不足、吸收不良或丢失等，可加重低蛋白血症。

（3）水肿。

1）低蛋白血症引起血浆胶体渗透压下降、水分进入组织间隙，是造成水肿的主要原因。

2）肾内钠水潴留因素。

（4）高脂血症。常与低蛋白血症并存，表现为高胆固醇或高三酰甘油血症，极低密度和低密度脂蛋白浓度升高。

2 诊断依据

（1）尿蛋白大于3.5克/日（诊断所必需）。

（2）血浆白蛋白低于30克/日（诊断所必需）。

（3）水肿。

（4）血脂升高。

3 治疗原则

（1）休息，避免疲劳，饮食上选择低盐、低蛋白。

（2）对症治疗。利尿消肿、减少尿蛋白（ACEI、ARB）等。

（3）激素治疗。

（4）采用细胞毒性药物治疗。

（5）肾穿刺检查。

4 治疗方法

（1）一般治疗：凡有严重水肿、低蛋白血症者需卧床休息。水肿消失、一般情况好转后，可起床活动。给予正常量0.8～1.0克/（千克体重·日）的优质蛋白（富含必需氨基酸的动物蛋白）饮食。要保证热量充分，每日每千克体重不应少于126～147千焦（30～35千卡）。尽管患者丢失大量尿蛋白，但由于高蛋白饮食增加肾小球高滤过，可加重蛋白尿并促进肾脏病变进展，故目前一般不再主张应用。

水肿时应低盐（小于3克/日）饮食。为减轻高脂血症，应少进富含饱和脂肪酸（动物油脂）的饮食，而多吃富含多聚不饱和脂肪酸（如植物油、鱼油）及富含可溶性纤维（如燕麦、米糠及豆类）的饮食。

（2）对症治疗：

1）利尿消肿

噻嗪类利尿剂：主要作用于髓袢升支厚壁段和远曲小管前段，通过抑制钠和氯的重吸收，增加钾的排泄而利尿。常用氢氯噻嗪25毫克，每日3次，口服。长期服用应防止低钾、低钠血症。

潴钾利尿剂：主要作用于远曲小管后段，可排钠、排氯，适用于低钾血症患者。单独使用时利尿作用不明显，可与噻嗪类利尿剂合用。常用氨苯蝶啶50毫克，每日3次；或用醛固酮拮抗剂螺内酯20毫克，每日3次。长期服用需防止高钾血症，对肾功能不全患者应慎用。

袢利尿剂：主要作用于髓袢升支，对钠、氯和钾的重吸收具有强力的抑制作用。常用呋塞米（速尿）20～120毫克/日，或布美他尼（丁胺速尿）1～5毫克/日（同等剂量时的作用较呋塞米强40倍），分次口服或静脉注射。在渗透性利尿药物应用后随即给药效果更好。应用袢利尿剂时需谨防低钠血症及低钾、低氯血症性碱中毒发生。

渗透性利尿剂：通过一过性提高血浆胶体渗透压，可使组织中水分回吸收入血。此外，它们又经过肾小球滤过，造成肾小管内液的高渗状态，减少水、钠的重吸收而利尿。常用不含钠的右旋糖酐40（低分子右旋糖酐）或羟乙基淀粉（706代血浆）（分子量为2.5万～4.5万），250～500毫升静脉滴注，隔日1次。随后加用袢利尿剂可增强利尿效果。但对少尿（尿量<400毫升/日）患者应慎用此类药物，因其易与肾小管分泌的T-H蛋白和肾小球滤过的白蛋白一起形成管型，阻塞肾小管，并由于其高渗作用导致肾小管上皮细胞变性、坏死，诱发渗透性肾病，导致急性肾衰竭。

提高血浆胶体渗透压：血浆或白蛋白等静脉输注均可提高血浆胶体渗透压，促进组织中水分回吸收并利尿，如将呋塞米60～120毫克加入葡萄糖溶液中缓慢静脉滴注，有时能获得良好的利尿效果。但由于输入的蛋白质将于24～48小时由尿中排出，可引起肾小球高滤过及肾小管高代谢，造成肾小球脏层及肾小管上皮细胞损伤，促进肾间质纤维化，轻者影响糖皮质激素疗效、延迟疾病缓解，重者可损害肾功能。故应严格掌握适应证，对严重低蛋白血症、高度水肿而又少尿（尿量<400毫升/日）的NS患者，在必须利尿的情况下方可考虑使用，但也要避免过频过多。心力衰竭患者应慎用。

对NS患者利尿治疗的原则是不宜过快过猛，以免造成血容量不足，加重血液高黏倾向，诱发血栓、栓塞并发症。

2）减少尿蛋白

持续性大量蛋白尿本身可导致肾小球高滤过、加重肾小管－间质损伤、促进肾小球硬化，是影响肾小球病预后的重要因素。已证实减少尿蛋白可以有效延缓肾功能的恶化。

血管紧张素转换酶抑制剂（ACEI）（如贝那普利）或血管紧张素Ⅱ受体拮抗剂（ARB）（如氯沙坦），除可有效控制高血压外，均可通过降低肾小球内压和直接影响肾小球基底膜对大分子的通透性，有不依赖于降低全身血压的减少尿蛋白作用。用 ACEI 或 ARB 降尿蛋白时，所用剂量一般应比常规降压药剂量大，才能获得良好疗效。

（3）主要治疗——抑制免疫与炎症反应

1）糖皮质激素（简称激素）：可能是通过抑制炎症反应、免疫反应、醛固酮和抗利尿激素分泌，影响肾小球基底膜通透性等综合作用而发挥其利尿、消除尿蛋白的疗效。使用原则和方案一般是：a. 起始足量：常用药物为泼尼松 1 毫克/（千克体重·日），口服 8 周，必要时可延长至 12 周；b. 缓慢减药；足量治疗后每 2～3 周减原用量的 10%，当减至 20 毫克/日左右时症状易反复，应更加缓慢减量；c. 长期维持：最后以最小有效剂量（10 毫克/日）再维持半年左右。采用激素时，可采取全日量顿服或在维持用药期间隔日一次顿服，以减轻激素的副作用。水肿严重、有肝功能损害或泼尼松疗效不佳时，可更换为甲泼尼龙（等剂量）口服或静脉滴注。因地塞米松半衰期长，副作用大，现已少用。

根据患者对糖皮质激素的治疗反应，可将其分为“激素敏感型”（用药 8～12 周 NS 缓解）、“激素依赖型”（激素减药到一定程度即复发）和“激素抵抗型”（激素治疗无效）三类，其各自的进一步治疗有所区别。

长期应用激素可能产生感染、药物性糖尿病、骨质疏松等副作用，少数病例还可能发生股骨头无菌性缺血性坏死，需加强监测，及时处理。

2）细胞毒性药物：这类药物可用于“激素依赖型”或“激素抵抗型”的患者，协同激素治疗。若无激素禁忌，一般不作为首选或单独治疗用药。

环磷酰胺：是国内外最常用的细胞毒性药物，在体内被肝细胞微粒体羟化，产生有烷化作用的代谢产物而具有较强的免疫抑制作用。应用剂量为2毫克/（千克体重·日），分1~2次口服；或200毫克/（千克体重·日），隔日静脉注射。累积量达6~8克后停药。主要副作用为骨髓抑制及中毒性肝损害，并可出现性腺抑制（尤其男性）、脱发、胃肠道反应及出血性膀胱炎。

盐酸氮芥：为最早用于治疗NS的药物，治疗效果较佳。因可引起注射部位血管炎、局部组织坏死、严重的胃肠道反应或很强的骨髓抑制作用，目前临床上较少应用。

其他：苯丁酸氮芥2毫克，每日3次，口服，共服用3个月，毒性较氮芥小，疗效差。此外，硫唑嘌呤亦有被使用的报道，但疗效也较弱。

3）环孢素：能选择性抑制T辅助细胞及T细胞毒效应细胞，已作为二线药物用于治疗激素及细胞毒性药物无效的难治性NS。常用量为3~5毫克/（千克体重·日），分两次空腹口服，服药期间需监测并维持其血浓度谷值为100~200纳克/毫升。服药2~3个月后缓慢减量，疗程为半年至一年。副作用有肝肾毒性、高血压、高尿酸血症、多毛及牙龈增生等。该药价格较昂贵，根据上述副作用及停药后易复发，其广泛应用受到限制。

4）霉酚酸酯（MMF）：在体内代谢为霉酚酸，后者为次黄嘌呤单核苷酸脱氢酶抑制剂，抑制鸟嘌呤核苷酸的经典合成途径，故而选择性抑制T淋巴细胞、B淋巴细胞增殖及抗体形成达到治疗目的。常用量为1.5~2克/日，分2次口服，共用3~6个月，减量维持半年。该药已广泛用于肾移植后排异反应，副作用相对小。近年有报道表明，该药对部分难治性NS有效，尽管尚缺乏大型病例的前瞻对照研究结果，但已受到重视。因其价格较高，目前仍作为二线用药。已有导致严重贫血和伴肾功能损伤者应用后出现严重感染的个案报道，应引起足够重视。

应用激素及细胞毒性药物治疗 NS 可有多种方案，原则上应以增强疗效的同时最大限度地减少副作用为宜。对于是否应用激素治疗、疗程长短以及是否使用细胞毒性药物等，应结合患者肾小球病的病理类型、年龄、肾功能和禁忌证等情况不同而区别对待，制订个体化治疗方案。

（4）中医药治疗：单纯中医、中药治疗 NS 疗效较缓慢，一般主张与激素及细胞毒性药物联合应用。

1）辨证施治：NS 患者多被辨证为脾肾两虚，可给予健脾补肾利水的方剂（如真武汤）治疗。

2）拮抗激素及细胞毒性药物副作用：久用大剂量激素常出现阴虚内热或湿热，给予滋阴降火或清热祛湿的方剂，可减轻激素副作用；在激素减量过程中辅以中药温补脾肾方剂，常可减少病情反跳、巩固疗效；应用细胞毒性药物时配合补益脾肾及调理脾胃的中药，可减轻骨髓抑制及胃肠反应的副作用。

3）雷公藤总苷 10～20 毫克，每日 3 次，口服，有降尿蛋白作用，可配合激素应用。国内研究显示，该药具有抑制免疫、抑制肾小球系膜细胞增生的作用，并能改善肾小球滤过膜通透性。主要副作用为性腺抑制、肝功能损害及外周血白细胞减少等，及时停药后可恢复。本药毒副作用较大，甚至可引起急性肾衰竭，患者服用时要小心监护。

（4）并发症防治：NS 的并发症是影响患者长期预后的重要因素，应积极防治。

1）感染：通常在激素治疗时无须应用抗生素预防感染，否则不但达不到预防目的，反而可能诱发真菌二重感染。免疫增强剂（如胸腺素、转移因子及左旋咪唑等）能否预防感染尚不完全肯定。一旦发现感染，应及时选用对致病菌敏感、强效且无肾毒性的抗生素积极治疗，有明确感染灶者应尽快去除。严重感染难控制时应考虑减少或停用激素，但需视患者具体情况决定。

2）血栓及栓塞并发症：一般认为，当血浆白蛋白低于 20 克/升时，提示存在高凝状态，即应开始预防性抗凝治疗。可给予肝素 1875～3750U 皮下注射，每 6 小时 1 次（或可选用低分子肝素），维持试管法凝血时间；也可服用华法林，维持凝血酶原时间国际标准化比值（INR）于 1.5～2.5。抗凝同时可辅以抗血小板药，如双嘧达莫 300～400 毫克/日，分 3～4 次服；或阿司匹林 40～300 毫克/日，口服。对已发生血栓、栓塞者，应尽早（6 小时内效果最佳，但 3 天内仍可望有效）给予尿激酶或链激酶全身或局部溶栓，同时配合抗凝治疗，一般应持续应用抗凝药半年以上。采用抗凝及溶栓治疗时，均应避免药物过量导致出血。

3）急性肾衰竭：NS 并发急性肾衰竭如处理不当可危及生命，若及时给予正确处理，大多数患者可望恢复。可采取以下措施：a. 袢利尿剂：对袢利尿剂仍有效者应予以较大剂量，以冲刷阻塞的肾小管管型；b. 血液透析：利尿无效，并已达到透析指征者，应采用血液透析以维持生命，并在补充血浆制品后适当脱水，以减轻肾间质水肿；c. 原发病治疗。因其病理类型多为微小病变型肾病，应予以积极治疗；d. 碱化尿液：可口服碳酸氢钠碱化尿液，以减少管型形成。

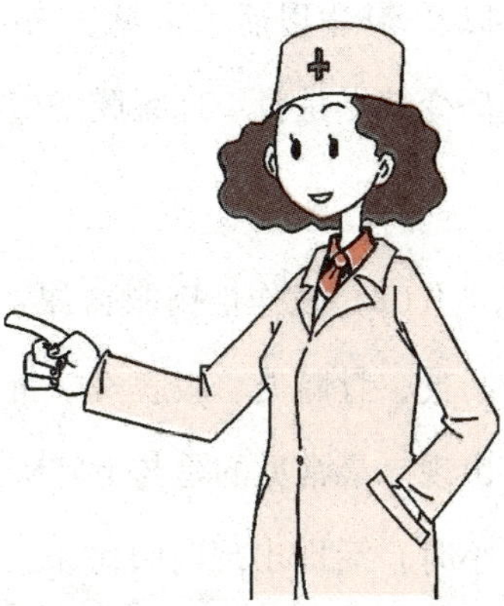

4）蛋白质及脂肪代谢紊乱：在 NS 缓解前常难以完全纠正代谢紊乱，但应调整饮食中蛋白和脂肪的量和结构（如前所述），力争将代谢紊乱的影响减少到最低限度。目前，不少药物可用于治疗蛋白质及脂肪代谢紊乱。如：ACEI 及血管紧张素Ⅱ受体拮抗剂均可减少尿蛋白。有研究提示，中药黄芪（30～60 克/日，煎服）可促进肝脏白蛋白合成，并可能兼有减轻高脂血症的作用。降脂药物可选择以降胆固醇为主的 3－羟基－3－甲基戊二酸单酰辅酶 A（HMG-CoA）还原酶抑制剂，如洛伐他汀等他汀类药物；或降三酰甘油为主的氯贝丁酯类，如非诺贝特等。NS 缓解后，高脂血症可自然缓解，则无须再继续药物治疗。

IgA 肾病

IgA 肾病指肾小球系膜区以 IgA（免疫球蛋白 A）或 IgA 沉积为主的原发性肾小球疾病。IgA 肾病是肾小球性血尿最常见的病因，在亚太地区（中国、日本、澳大利亚等国）、欧洲、北美洲，该病分别占原发性肾小球疾病的 40%～50%、20%、8%～12%，是我国最常见的肾小球疾病，并成为终末期肾脏病（ESRD）的重要病因之一。

IgA 肾病可发生在任何年龄，但 80% 的患者在 16～35 岁发病，10 岁以前以及 50 岁以后不常见。该病多发于儿童和青年，发病前常有上呼吸道感染，病变特点是肾小球系膜增生，用免疫荧光法检查可见系膜区有 IgA 沉积。

1 临床表现

（1）发作性肉眼血尿：它通常于上呼吸道感染（扁桃体炎等）、急性胃肠炎、骨髓炎、腹膜炎、带状疱疹等感染后，偶于疫苗注射后或剧烈运动时出现。最常见的是与上呼吸道感染间隔很短时间（24～72 小时，偶可短到数小时）后即出现肉眼血尿，故有人称之为咽炎同步血尿。肉眼血尿持续数小时到数天，通常少于 3 天。肉眼血尿有反复发作的特点。

（2）镜下血尿伴/不伴无症状性蛋白尿：多半在对学生的过筛检查和参军、婚前等常规健康检查时发现，然后做肾活检确诊。为儿童和青年人 IgA 肾病的主要临床表现。

（3）蛋白尿：IgA 肾病患者多数表现为轻度蛋白尿，需检查 24 小时尿蛋白定量。

（4）急进性肾炎综合征：不常见。患者多有持续性肉眼血尿、大量蛋白尿。肾功能于短时间内急骤恶化，可有水肿和轻、中度高血压。

2 诊断依据

（1）发生于上呼吸道感染后的肉眼血尿或显微镜下血尿或无症状性蛋白尿（尤其男性青年）。

（2）血尿为肾小球性（畸形红细胞为主），蛋白尿为高、中分子或混合性蛋白尿，血清 IgA 可能升高。

（3）肾活检免疫病理检查肾小球系膜区可见颗粒状 IgA 为主的免疫荧光。

（4）除外链球菌感染后急性肾小球肾炎、非 IgA 系膜增生性肾炎、薄基底膜肾病、狼疮性肾炎、紫癜性肾炎、肝硬化及酒精性肝病的肾损害等。

3 治疗原则

本病的一般治疗原则如下：

（1）尽量避免感染、感冒，避免过度劳累，避免肾损伤药物的应用等。

（2）控制感染：应积极寻找呼吸道或其他黏膜感染并积极治疗。有研究建议扁桃体切除可能对患者有益，但其确切疗效尚未肯定。

（3）控制高血压：控制高血压是 IgA 肾病长期治疗的基础，应严格限制钠盐摄入。血压应控制在 130/80 毫米汞柱以下。若尿蛋白大于 1 克/日，血压应控制在 125/75 毫米汞柱以下，但证据还不充分。血管紧张素转换酶抑制剂（ACEI）或血管紧张素受体拮抗剂（ARB）为首选降压药物。血压不能达标时，可联合其他降压药物。

（4）减少尿蛋白：患者血压虽然正常，但只要能够耐受，应加大 ACEI 或 ARB 剂量，使尿蛋白降至 0.5～1 克/日以下。

（5）肉眼血尿：红细胞管型阻塞可导致急性肾损伤，碱化尿液、控制血压和必要时透析治疗支持，患者肾功能常可恢复至治疗前水平。

（6）IgA 肾病终末期肾衰竭：需行肾脏替代治疗，即血液透析、腹膜透析或肾移植，同时治疗慢性肾衰竭的各种并发症。

4 治疗方法

（1）孤立性镜下血尿型：无须特殊治疗，定期随访。

（2）反复发作肉眼血尿型：清除病灶（如扁桃体切除），可根据蛋白尿的多少使用三联疗法。

（3）尿检异常型：三联疗法（雷公藤总苷，大黄素，ACEI/ARB）。

（4）血管炎型：

1）麦考酚酸酯（MMF）治疗方案：以甲泼尼龙静脉滴注冲击治疗（0.5克/日）3日，继以泼尼松0.6毫克/（千克体重·日），每2周减少5毫克/日至10毫克/日，以后维持此剂量。以MMF每次0.5克、每日2次开始给药，依据血药浓度增加至15~20克/日，连续使用6个月；之后以每日0.75~2克/日开始给药，依据血药浓度增加至1.5~2.0克/日，连续使用6个月；之后以0.75~1克/日剂量维持，总疗程2年。

2）环磷酰胺（CTX）治疗方案：使用甲泼尼龙同MMF治疗方案。CTX用量为0.5~1.0克/米^2，每月1次，共6个月，以后每3个月1次。总剂量小于8克。CTX治疗结束后用硫唑嘌呤维持，总疗程2年。

（5）大量蛋白尿型（合并微小病变）：泼尼松正规治疗。

（6）大量蛋白尿型：雷公藤总苷60毫克/日，大黄素，ACEI/ARB，低蛋白饮食。

（7）高血压型：控制血压在125/75毫米汞柱，采用ACEI/ARB、CCB、利尿剂。24小时蛋白尿大于1.5克的病例可给予雷公藤总苷片。

（8）其他：避免感冒、劳累和使用肾毒性的中西药物，并定期随诊观察。注意呼吸道感染的预防和控制，对反复发作扁桃体炎的患者进行扁桃体切除，有助于减轻血尿、蛋白尿的发作，对肾功能可能具有长期保护作用。

肾盂肾炎

肾盂肾炎是指肾盂的炎症，大多由细菌感染引起，一般伴下泌尿道炎症，临床上不易严格区分，好发于婚育龄妇女、老年妇女和女婴。根据临床病程及疾病，肾盂肾炎可分为急性及慢性两期，慢性肾盂肾炎是导致慢性肾功能不全的重要原因。本病致病菌绝大多数为革兰阴性杆菌，以大肠杆菌最常见。

慢性肾盂肾炎若长期迁延不愈，可导致慢性肾衰竭。一旦患了肾盂肾炎，一定要引起重视，不要讳疾忌医。在急性期一定要积极治疗，预防反复发病。平时要养成良好的卫生习惯，要多饮水、勤排尿，减少尿道口细菌感染，必要时可预防性地服用抗菌药物。不过也不要过于紧张，因为无复杂因素的尿路感染，如患单纯性膀胱炎、尿道炎、肾盂肾炎，即使感染反复发作，一般也不会出现肾功能不全。

1 临床表现

（1）急性肾盂肾炎：可发生于任何年龄，但以育龄期妇女最多见。起病急骤，病情轻重不一，严重者可发展为败血症。主要症状如下：

1）全身症状：发热、寒战、食欲不振、恶心、呕吐，体温多在 38～39℃，也可达 40℃。伴头痛、全身酸痛、热退时大汗等。

2）腰痛：单侧或双侧腰痛，多为钝痛或酸痛，程度不一，少数有腹部绞痛，沿输尿管向膀胱方向放射，体检时脊肋角有明显压痛，肾叩痛阳性。

3）膀胱刺激征：尿频、尿急、尿痛等膀胱刺激症状。部分患者尿路症状较不明显，血源性感染者先有发热等全身症状，后有膀胱刺激征。

（2）慢性肾盂肾炎：慢性肾盂肾炎的临床表现复杂，容易反复发作，病程隐蔽，有时可表现为无症状性菌尿和/或间歇性的尿频、尿急、尿痛。可有慢性间质性肾炎的表现，包括尿浓缩功能减退，低渗、低比重尿，夜尿增多及肾小管性酸中毒等。至晚期，可出现肾小球功能损害、氮质血症，直至尿毒症。

2 诊断依据

（1）急性肾盂肾炎的诊断：根据全身表现、尿路系统症状，尿白细胞数增多，尿细胞检查阳性，诊断不难确定。但需与急性下尿路感染特别是膀胱炎相鉴别，因二者治疗原则不同，预后也不同。以下是鉴别方法：

1）尿中抗体包裹细菌检查阳性者，多为肾盂肾炎，阴性者多为膀胱炎。

2）膀胱灭菌后的尿标本细菌培养阳性者为肾盂肾炎，阴性者多为膀胱炎。

3）参考临床症状，有发热（高于 38℃）或腰痛，肾区叩击痛或尿中有白细胞管型者，多为肾盂肾炎。

4）经治疗症状消失后，6周内复发者多为肾盂肾炎，或经单剂量抗菌药治疗无效或复发者多为肾盂肾炎。

（2）慢性肾盂肾炎的诊断

1）尿路感染病史在1年以上，而且持续有细菌尿或频繁复发者。

2）经治疗症状消失后，仍有肾小管功能减退者（如肾浓缩功能差、尿比重低、酚红排泄率下降等）。

3）X线造影证实有肾盂肾盏变形、肾影不规则甚至缩小。若缺乏这些明显的证据，要确诊则比较困难。

3 治疗原则

缓解症状，控制感染，清除感染病灶，纠正尿路异常或反流，预防并发症，防止复发，减少肾实质的损害。

4 治疗方法

（1）一般治疗：目的在于缓解症状，防止复发，减少肾实质的损害。每天多饮水，勤排尿，冲洗尿路，促使细菌及炎性分泌物的排出，并降低肾髓质及乳头部的高渗性，不利于细菌的生长繁殖。有明显尿路刺激症状或伴有发热、血尿者，应卧床休息，发病时给予流质及半流质饮食，无明显症状者可给予普通饮食。有膀胱刺激症状时可给予碳酸氢钠碱化尿液，缓解症状。存在膀胱输尿管反流者，可进行“二次排尿法”，即于排尿5分钟后再排一次。有诱发因素者应治疗，如肾结石、输尿管畸形等。对高热、消化道症状明显者，可静脉补液。抗感染治疗最好在尿细菌培养及药物敏感试验下进行。

（2）急性肾盂肾炎

1）轻型者：以口服抗生素治疗为主，疗程14天。用药之前先收集尿液做细菌培养和药敏试验。首先选择对革兰阴性杆菌有效的药物，如喹诺酮类、半合成青霉素类和头孢菌素类抗菌药。治疗72小时后根据疗效评估是否继续应用，如症状为改善，应根据药敏试验选用有效抗生素。治疗14天后复查尿液，若仍为阳性菌尿，则选用敏感抗生素继续治疗6周。

2）全身中毒症状重者：应静脉给予敏感抗生素，必要时联合用药，在体温正常、临床症状改善、尿细菌培养转阴后，改为口服药物，完成不少于2周的疗程。应注意是否有肾盂积脓、肾周脓肿等并发症发生。

3）婴幼儿患者：新生儿、婴儿和5岁以下的幼儿急性肾盂肾炎，多数伴有尿道畸形和功能障碍，故不易根除；但有些功能障碍，如膀胱输尿管反流可随年龄增长而消失。一次性或多次尿路感染在肾组织中会形成局灶性瘢痕，甚至影响肾发育。近年来主张用药前尽可能先做中段尿细菌培养，停药后第2、4、6周应复查尿培养，以期及时发现和处理。

（3）慢性肾盂肾炎

1）纠正和去除易感因素：治疗慢性肾盂肾炎的关键是，积极寻找并去除易感因素，尽可能纠正和去除患者存在的泌尿系统解剖异常、结石、梗阻和反流等情况。

2）抗感染治疗：急性发作时治疗同急性肾盂肾炎，在留取尿液标本做细菌培养后，立即给予对革兰阴性杆菌有效的药物治疗。若由于细菌耐药或病变部位瘢痕形成，血流量差，病灶内抗菌药浓度不足，可试用较大剂量杀菌类型抗菌药治疗，疗程为6周。如果梗阻因素难以解除，则根据药敏试验选用恰当抗菌药治疗6周，也可考虑长时间低剂量治疗，一般选毒性低的抗菌药物治疗。

3）糖皮质激素和非甾体类抗炎药：可减轻感染导致的肾脏瘢痕的发生发展。

4）保护肾功能：血压升高可加速肾功能恶化，故在慢性肾盂肾炎的长期治疗中应注意控制血压。改善微循环，改善肾脏的血供，防止肾功能进一步损害。已出现肾功能不全者，应按照慢性肾功能不全治疗，给予低蛋白饮食，禁用肾脏毒性药物。

肾结石

肾结石是泌尿系结石的常见疾病之一。肾结石指发生于肾盏、肾盂及肾盂与输尿管连接部的结石。多数肾结石位于肾盂、肾盏内，肾实质结石少见，平片显示肾区有单个或多个圆形、卵圆形或钝三角形致密影，密度高而均匀，边缘多光滑，但也有不光滑呈桑葚状。肾是泌尿系形成结石的主要部位，其他任何部位的结石都可以原发于肾脏，输尿管结石大部分来自肾脏，而且肾结石比其他任何部位的结石更易直接损伤肾脏，因此早期诊断和治疗非常重要。

1 临床表现

肾和输尿管结石又称上尿路结石，主要症状是疼痛和血尿。

（1）无症状：表面光滑的小结石，能随尿液排出而不引起明显症状，固定在肾盂、下肾盏内又无感染的结石也可以无任何症状。即使较大的鹿角结石，若未引起肾盏、肾盂梗阻或感染，也可长期无明显症状，或仅有轻度肾区不适或酸胀感。

（2）疼痛：这是肾结石的症状之一。这种疼痛主要常位于患者的脊肋角、腰部、上腹部，多数呈阵发性，亦可为持续性。钝痛主要表现为腰部酸胀不适、隐痛等，活动或劳动可促使疼痛发作或加剧。此外，严重时患者面色惨白，出冷汗、脉细而速，以致血压快速降低，呈休克状态。同时多半有恶心呕吐、腹胀便秘。绞痛发作时，尿量减少，缓解后可有多尿现象。

（3）血尿：血尿是上尿路结石的另一常见症状，可呈镜下血尿或肉眼血尿。肾结石患者疼痛发作时，常伴血尿，以镜下血尿居多，少见大量血尿，重体力活动后血尿可加重。肾结石患者偶可因无痛血尿而就医，但也有以疼痛为主而无血尿者。

（4）排石史：肾结石患者的尿中都可以排出砂石，特别是在疼痛和血尿发作时，尿内混有砂粒或小结石。对有疼痛和血尿疑为肾结石者，如 X 线片未见钙化影响，应嘱患者密切察看有无砂石随尿排出。

（5）其他症状：肾结石的常见并发症是阻塞和感染。也有不少因尿路感染而就医的病例。阻塞也会引起肾积水，出现上腹痛或腰部肿块。鹿角结石引起的疼痛并不突出，不易被患者重视，患者常体检时发现肾积水而就诊，临床上并不少见。

2 诊断依据

（1）病史

（2）体格检查

（3）影像学检查［B超、尿路平片、静脉尿路造影（IVU、CT扫描）］

（4）实验室检查

3 治疗原则

解痉止痛，控制感染，防止肾功能损害，预防结石复发。

4 治疗方法

（1）防止结石的形成和复发

1）去除肾结石的发病诱因：积极治疗引起结石的疾病，如对原发性甲状旁腺功能亢进的患者需要摘除甲状旁腺，治疗恶性肿瘤，控制肾盂感染和解除尿路梗阻，均为防止结石形成和复发的有效措施。

2）一般治疗：保证充分饮水。最好饮用含矿物质少的磁化水，使每日尿量超过2000毫升，可稀释尿液、减少晶体沉淀、冲洗尿路和排出微小结石。

3）合理选择饮食：饮食成分应根据结石种类和尿液酸碱度而定。对于草酸钙结石，应避免高草酸食物，如菠菜、番茄、土豆、甜菜、龙须菜、果仁、茶叶、可可、巧克力等。除此之外，还要避免含钙高的食物，如牛奶、奶酪等。对特发性高钙尿应限制钙摄入，以减少尿钙含量；对非高尿钙的复发性草酸结石，无须低钙饮食。如因低钙饮食致使尿草酸排泄增加而形成结石者，也不宜采用低钙饮食。控制钠摄入，钠摄入过多可使尿钙排泄增多。出现高尿酸血症和高尿酸尿时，要少吃高嘌呤饮食，避免进食动物内脏，少吃鱼，少喝咖啡等。

5 药物治疗

(1) 高钙尿：对原发性甲旁亢、类肉瘤病、甲亢、多发性骨髓瘤等引起的发病者，应作相应治疗。其他病因者可采取下列措施：

1) 噻嗪类利尿剂：双氢克尿噻 50～100 毫克/日，或相应剂量的其他利尿剂。

2) 磷酸钠纤维树脂：每次 2.5～5 克，进食同时服用。同时应适当限制草酸摄入，同时补充钙。

3) 正磷酸盐：每日 1.5～2.0 克磷元素，分 3～4 次服用。肾小球滤过率低于 30 毫升/分者和尿路感染者不用，因其可引起转移性软组织钙化和感染性结石。

(2) 肠源性高草酸尿：可用氢氧化镁或氧化镁。考来烯胺可纠正肠吸收脂肪不良，但不能持续抑制吸收草酸。

(3) 低尿枸橼酸性含钙肾结石：用法为每日 3～6 克，分 3 次服用。部分患者可有轻度胃肠道反应，肾功能不全者慎用。

(4) 尿酸结石：枸橼酸钾临床首选，剂量为 30～60 毫摩尔/日。若同时有血尿酸增高，宜加服别嘌呤醇，控制血尿酸浓度后即改为维持量。

(5) 胱氨酸尿和胱氨酸结石：在保证充分饮水和碱化尿液（pH 大于 7.5）治疗无效时，可应用 D-青霉胺治疗，每日 1～2 克，分次服用。α-巯基丙烯甘氨酸的作用机制与 D-青霉胺相似，而副作用较小。

(6) 感染性结石：长期有效地控制尿路感染，能限制感染性结石的形成，甚至使某些已形成的结石溶解。但由于结石内抗生素浓度较低，细菌不能被完全杀灭，因此单纯抗菌治疗很难使尿路感染完全治愈。

6 对结石的处理

近年来，肾结石的治疗已有很大进展，许多过去需要手术治疗的肾结石，现在可经体外震波碎石或非开放性手术取石，或采用几种方法联合使用而取得满意疗效。

（1）内科治疗：对直径小于0.5毫米的光滑圆形结石，无尿路梗阻或感染，且肾功能良好者，可采用内科治疗。溶石疗法对尿酸结石和胱氨酸结石疗效较好，对含钙结石和感染性结石疗效较差，给药途径有口服、静脉、输尿管插管、开放性肾造瘘插管和经皮肾穿刺造瘘插管等。在治疗期间，应密切观察病情变化，定期做放射性核素肾图及X线检查了解肾功能，以决定是否手术。

（2）外科治疗：疼痛不能被药物缓解或结石直径较大时，应考虑采取外科治疗措施。其中包括：

1）体外冲击波碎石（ESWL）治疗。

2）输尿管内放置支架，还可以配合ESWL治疗。

3）经输尿管镜碎石取石术。

4）经皮肾镜碎石术。

5）腹腔镜切开取石术。

7 对症治疗

（1）肾绞痛治疗：应用解痉剂阿托品或654-2肌注，可合用异丙嗪以增强疗效，无效时应用哌替啶或吗啡等。

（2）消除血尿：明显肉眼血尿时可用羟基苄胺0.1～0.2克或氨甲环酸0.1克，缓慢静脉注射，每日3次。

（3）控制感染：结石引起的尿路梗阻容易导致感染，尿内常形成磷酸镁铵结石，这种恶性循环使病情加重。除积极取出结石以解除梗阻外，应使用抗生素控制或预防尿路感染。

8 急症处理

对肾绞痛和感染应立即处理。对感染者应及时应用抗生素，必要时可做肾穿刺引流。对肾绞痛可应用抗胆碱、黄体酮类、钙通道阻断药物，必要时可注射哌替啶镇痛。对双侧输尿管结石合并梗阻无尿患者，可考虑立即手术取石。

慢性肾功能不全

慢性肾功能不全，又称慢性肾衰竭，是慢性肾脏疾病最严重的阶段，为各种肾脏疾病持续发展的共同转归，是指各种原因造成慢性进行性肾实质损害，致使肾脏明显萎缩，不能维持基本功能。临床表现为以代谢产物潴留，水、电解质、酸碱平衡失调，全身各系统受累为主要表现的临床综合征，也称为尿毒症。

1 早期征兆

慢性肾功能不全为慢性肾病患者病情不断恶化的一个后期阶段。在临床上，当慢性肾病患者进入慢性肾功能不全阶段时，由于临床表现出来的症状以及临床化验指标上的不同，慢性肾功能不全还分为代偿期、失代偿期、肾衰竭期以及尿毒症期。

不管是哪一期的慢性肾功能不全、早期慢性肾功能不全或中晚期慢性肾功能不全，这些疾病并非是在一夜之间形成的，它们是各种致病因素长期作用的结果。研究证实，肾脏内缺乏感觉神经，因此肾病患者往往感到一切正常。所以，当出现严重贫血、恶心呕吐等不适症状时，患者生命已处在危险之中。

虽然肾病的发展过程较为隐秘，但在慢性肾功能不全早期，人体还是会出现预警信号——困倦、乏力、面色发黄、胃口不佳。这些症状是慢性肾功能不全疾病的早期表现，大部分患者会出现，却极易被人们忽视。当出现这种情况时，人们常常会将其同疲劳联系在一起。所以，一定要定期到医院检查肾功能。

因为肾脏有排泄的功能，高血压患者在肾功能受损时，体内会发生水钠潴留。另外，此时肾脏会分泌一些升高血压的物质。因此，尿毒症患者在早期有 90% 可能表现为高血压。

水肿、尿量改变是一个比较易觉察的现象，也是肾衰的晚期症状，早期仅在踝部及眼睑部出现水肿，继而发展到持续性或全身性水肿。患者如出现面部水肿、尿液泡沫增多、颜色加深、肾区疼痛、小便不适等症状，应及时找肾病专科医生咨询。但多数慢性肾脏病患者在早期没有任何不适症状，而是在体检时被发现，因此应定期做尿液的化验检查，方便、快捷、价格低廉，多数慢性肾脏病患者通过尿液检查就可以发现问题。

2 临床表现

（1）消化系统

1）厌食、食欲不振常较早出现。

2）恶心、呕吐、腹胀。

3）舌、口腔溃疡。

4）口腔有氨臭味。

5）上消化道出血。

（2）血液系统

1）贫血是尿毒症患者必有的症状。贫血程度与尿毒症（肾功能）程度相平行，促红细胞生成素（EPO）减少为主要原因。

2）出血倾向可表现为皮肤、黏膜出血等，与血小板破坏增多、出血时间延长等有关，可能是由毒素引起的，透析可纠正。

3）白细胞异常。白细胞减少，趋化、吞噬和杀菌能力减弱，易发生感染，透析后可改善。

（3）心血管系统

1）大部分患者（80%以上）有不同程度的高血压，可引起动脉硬化、左室肥大、心功能衰竭。

2）心功能衰竭常导致心肌病，由水钠潴留、高血压、尿毒症性心肌病等所致。

3）心包炎呈尿毒症性或由透析不充分所致，多为血性，一般为晚期的表现。

4）动脉粥样硬化和血管钙化进展可迅速，血透者更甚，冠状动脉、脑动脉、全身周围动脉均可发生，主要是由高脂血症和高血压所致。

（4）神经、肌肉系统

1）早期症状为疲乏、失眠、注意力不集中等。

2）晚期周围神经病变，感觉神经较运动神经显著。

3）透析失衡综合征与透析相关，常发生在初次透析的患者。尿素氮降低过快，细胞内外渗透压失衡，引起颅内压增加和脑水肿，表现为恶心、呕吐、头痛，严重者出现惊厥。

（5）肾性骨病：是指尿毒症时骨骼改变的总称。低钙血症、高磷血症、活性维生素 D 缺乏等，可诱发继发性甲状旁腺功能亢进。上述多种因素又导致肾性骨营养不良（即肾性骨病），包括纤维囊性骨炎（高转换型骨病）、骨软化症（低转换型骨病）、骨生成不良及混合性骨病。肾性骨病临床上可表现为：

1）可引起自发性骨折。

2）有症状者少见，如骨酸痛、行走不便等。

（6）呼吸系统

1）酸中毒时呼吸深而长。

2）尿毒症性支气管炎、肺炎（蝴蝶翼）、胸膜炎等。

（7）皮肤症状：皮肤瘙痒、尿素沉积、尿毒症面容，透析不能改善。

（8）内分泌功能失调。

主要表现有：

1）肾脏本身内分泌功能紊乱，维生素 D_3、红细胞生成素不足，肾内肾素－血管紧张素Ⅱ过多。

2）外周内分泌腺功能紊乱，大多数患者均有继发性甲旁亢（血 PTH 升高）、胰岛素受体障碍、胰高血糖素升高等。约 1/4 患者有轻度甲状腺素水平降低。部分患者可有性腺功能减退，表现为性腺成熟障碍或萎缩、性欲低下、闭经、不育等，可能与血清性激素水平异常等因素有关。

（9）并发严重感染：易合并感染，以肺部感染多见。患者感染时发热表现没有正常人明显。

3 诊断依据

有慢性肾脏病病史，出现肾脏以外的各系统、各脏器功能障碍时，实验室检查显示代谢产物在血中堆积。有一系列电解质紊乱、酸碱平衡失调、内分泌障碍时，一般可确诊。确诊之后应进一步明确引起尿毒症的原因即原发病的诊断，近期有无影响肾功能恶化的诱因，如尿路梗阻、感染、脱水、心力衰竭。

4 治疗原则

（1）治疗原发病。

（2）缓解慢性肾功能不全症状，减轻或消除患者痛苦，提高生活质量。

（3）延缓慢性肾功能不全病程的进展，防止其进行性加重。

（4）防治并发症，提高生存率。

5 治疗方法

慢性肾功能不全虽是慢性肾脏病的晚期阶段，但经过恰当的有效治疗，仍可延长生命。

（1）治疗原发病：对原发病的治疗是治疗慢性肾功能不全的必需步骤。比如，慢性肾炎常会引发慢性肾功能不全，所以应先对慢性肾炎进行治疗。再比如，长期糖尿病也可导致慢性肾功能不全，因此也应先对糖尿病进行治疗，然后对慢性肾功能不全的各个症状进行治疗。

（2）饮食治疗

1）给予优质低蛋白饮食 0.6 克/（千克体重·日）、富含维生素的饮食，如鸡蛋、牛奶和瘦肉等优质蛋白质。患者必须摄入足够热量，一般为 126～147 千焦/（千克体重·日）。必要时主食可采用去植物蛋白的小麦淀粉。

2）在低蛋白饮食中加必需氨基酸或α-酮酸治疗。应用α-酮酸治疗时，注意复查血钙浓度，对高钙血症患者慎用。对无严重高血压及明显水肿、尿量大于1000毫升/日的患者，可给予食盐2～4克/日。

（3）药物治疗

1）纠正酸中毒和水、电解质紊乱

纠正代谢性酸中毒主要为口服碳酸氢钠（$NaHCO_3$）。对中、重度患者必要时可静脉输入，在72小时或更长时间后基本纠正酸中毒。

防治水钠紊乱时，可根据需要应用袢利尿剂（呋塞米、布美他尼等）。噻嗪类利尿剂及贮钾利尿剂对慢性肾功能不全疗效甚差，不宜应用。

防治高钾血症时，可适当应用利尿剂（呋塞米、布美他尼等），增加尿钾排出，以有效防止高钾血症发生。

2）对高血压进行及时、合理的治疗，血管紧张素转换酶抑制剂（ACEI）、血管紧张素Ⅱ受体拮抗剂（ARB）、钙通道拮抗剂、袢利尿剂、β受体阻滞剂、血管扩张剂等均可应用。

3）贫血的治疗和红细胞生成刺激剂（ESA）的应用，包括重组人红细胞生成素（rHuEPO）、达依泊丁等。

4）低钙血症、高磷血症和肾性骨病的治疗。当肾小球滤过率（GFR）<30毫升/分钟时，在限制磷摄入的同时，须应用磷结合剂口服，以碳酸钙、枸橼酸钙较好。

5）防治感染。平时应注意防止感冒，预防各种病原体的感染。抗生素的选择和应用原则与一般抗感染相同，但剂量要调整。在疗效相近的情况下，应选用肾毒性最小的药物。

6）高脂血症的治疗。透析前慢性肾功能不全患者与一般高脂血症患者的治疗原则相同，应积极治疗。但对维持透析患者，高脂血症的标准宜放宽，如血胆固醇水平保持在250～300毫克/分升，血三酰甘油水平保持在150～200毫克/分升为好。

(4) 尿毒症期的替代治疗

当慢性肾功能不全患者的GFR为6~10毫升/分钟（血肌酐大于707微摩尔/升），并有明显尿毒症临床表现，经治疗不能缓解时，应让患者做好思想准备，进行透析治疗。对糖尿病肾病患者可适当提前（GFR为10~15毫升/分钟）安排透析。

1）透析治疗

血液透析（下面简称“血透”）：应预先给患者做动静脉内瘘（位置一般在前臂），内瘘成熟至少需要4周，最好等候8~12周后再开始穿刺。血透治疗一般每周3次，每次4~6小时。在开始血透的6周内，尿毒症症状逐渐好转。如能坚持合理的透析，大多数血透患者的生活质量会显著改善，不少患者能存活15~20年以上。

腹膜透析：持续性不卧床腹膜透析疗法（CAPD）利用腹膜的滤过与透析作用，持续地对尿毒症毒素进行清除，设备简单，操作方便，安全有效。将医用硅胶管长期植入腹腔内，应用此管将透析液输入腹腔，每次1.5~2升，每6小时交换一次，每天交换4次。CAPD对尿毒症的疗效与血液透析相似，但在残存肾功能与心血管的保护方面优于血液透析，且费用也相对较低。CAPD的装置和操作近年已有显著改进，腹膜炎等并发症已大为减少。CAPD尤其适用于老人、有心血管并发症的患者、糖尿病患者、小儿患者或做动静脉内瘘有困难者。

2）肾移植：患者通常应先做一个时期透析，待病情稳定并符合有关条件后，则可考虑进行肾移植术。成功的肾移植可恢复正常的肾功能（包括内分泌和代谢功能），使患者几乎完全康复。肾移植需长期使用免疫抑制剂，以防治排斥反应，常用的药物为糖皮质激素、环孢素、硫唑嘌呤和/或麦酶酚酸脂（MMF）等。近年肾移植的疗效显著改善，移植肾的1年存活率约为85%，5年存活率约为60%。HLA配型佳者，移植肾的存活时间较长。

肾脏移植虽是一种理想的疗法，但目前仍有许多难题有待于进一步解决。相信未来随着医学的不断进步，可以找到更好的解决问题的办法。

6 注意事项

慢性肾功能不全患者，首先要加强自我保健，锻炼身体，增强抗病能力，及时治疗上呼吸道感染，清除感染灶，治疗原发性糖尿病、系统性红斑狼疮、高血压等，也要防止药物对肾脏的损害。

其次，要注意观察身体的某些变化：如水肿、高血压、发热、乏力、食欲不振、贫血等，并观察尿的变化、尿量的多少。如果有以上不适，就应做血液和尿液分析、尿液细菌培养及计数，以及肾功能测定，甚至要做肾脏穿刺活组织检查以及肾脏影像学检查等，以明确肾脏病的病因、病理改变及肾功能的判断，为肾脏病的治疗及预后提供依据。

第三章

三分钟肾病饮食疗法

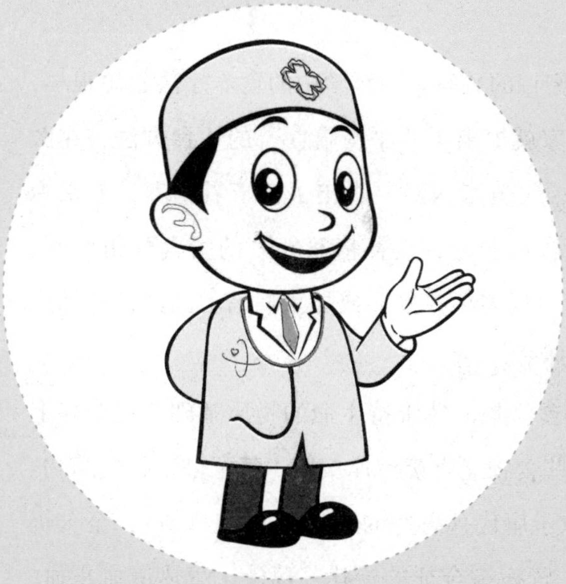

饮食与肾病

饮食疗法的重要性

肾小球疾病导致肾功能下降自发病至进入慢性肾衰的期限有很大的个体差异，有几个月、几年、十几年，甚至几十年的，即使同一病型也是如此。研究表明，影响肾功能不全进程的因素，主要有以下几点：①原发疾病的性质、类型及其活动性。②残存功能肾单位的数量。③血压升高及其控制程度。④附加肾毒性药物的危害。⑤感染的影响。⑥饮食管理是否合适。

然而遗憾的是，很多人忽视了饮食这一环节。殊不知，饮食疗法对肾脏功能不全有良好的影响，饮食不仅能减慢慢性肾衰患者内生肌酐清除率的下降速率，减轻肾小球负荷，还能延缓肾小球毛细血管硬化与肾衰的进程。

人们的饮食与健康、长寿有密切的关系。中医学中的食养疗法起源很早，据说在两千年前，许多著名医学家就提出了“平衡膳食”的饮食方法，在医疗保健、强身上积累了丰富经验。《黄帝内经》提出了“五谷为养，五果为助，五畜为益，五菜为充，气味合而服之，以补精益气”的膳食配伍原则。肾病患者经常由于饮食不严格而出现多种并发症或加重病情。因此，肾病患者的合理饮食是疾病康复的重要环节。

饮食疗法的意义是什么呢？食物是人体维持生命的物质基础，在医疗上亦有较好的预防和治疗作用。有些食物能直接治疗疾病，甚至可以替代药物。如鲤鱼，具有补肾利水之功（源于唐代孙思邈的《千金》鲤鱼汤），至今仍被临床医生广泛用于慢性肾炎、肾病综合征的治疗；藕汁，清热凉血止血，可用于治疗肾炎血尿；赤小豆、薏苡仁、玉米须、蚕蛹，有降低蛋白尿的作用等。有些食物则能补充药物的不足，以辅助治疗。如慢性肾衰、肾性贫血等，除药物调治外，更需要桂圆、红枣、花生衣等食疗辅助，故历来就有“药补不如食补”的说法。

肾病患者的食疗原则

肾病的饮食治疗应遵循辨证施膳的原则。因食物作用与疾病证候属性有着密切关系，要发挥食物的作用，就必须根据疾病辨证要求掌握饮食宜忌。原则上阳虚、寒证疾病，禁忌生冷寒凉食物；阴虚、热证疾病，忌辛辣、烟、酒及其他热性食物。寒证宜温，如姜、椒、葱、蒜、酒类；热证宜凉，如瓜果、马兰头、菊花、绿茶等。虚者补之，需别阴阳。阴虚宜清补，如百合、淡菜、海参、银耳；阳虚宜温补，如桂圆、核桃肉、枸杞子等。在掌握肾脏病食疗原则的基础上，注意以下几点也至关重要。

1 低盐饮食

肾脏病轻度水肿及伴有高血压者宜选择低盐饮食，食盐量每天不超过3克，高度水肿者应忌盐。水肿不明显、无高血压者可进食，但亦应注意饮食不宜过咸。

饮食中的盐分在人体中95%是由肾脏代谢的，吃得过咸，肾脏的负担自然加重，再加上盐中的钠会令人体的水分不易排出，又进一步加重肾脏的负担，从而导致肾脏功能的减退。同时，饮食过咸会导致血压升高，肾脏血液不能维持正常流量，从而诱发肾病。

2 优质低蛋白饮食

一般肾病患者选择摄入蛋白质，以补充体内需要量即可。患者一般认为因尿中蛋白大量丢失，应大量补充蛋白质，其实不然。因这时患者肾小球滤过膜通透性增大，补充的蛋白质越多，流失的更多，而且大量摄入蛋白质反而又能增加肾脏负担，不利于病情的恢复。所以肾病患者需限制蛋白质的摄取量，以减轻肾脏负担。不但对慢性肾衰竭患者必须给予低蛋白饮食，而且对慢性肾炎患者的治疗同样也应给予低蛋白饮食。如果蛋白质摄入量减少，则消耗身体的肌肉及内脏组织，所以必须吃正确且足够“量”及“质”的蛋白质，量宜每天每千克体重1～1.2克，摄取质优生理价值高的动物性蛋白质食物，如鲜奶、蛋类、肉类。因植物性蛋白质在体内的利用率较低，代谢后产生较多含氮废物，不可任意食用。

3 控制饮水

肾脏病患者如果没有尿少水肿的情况，就不需要控制水的摄入量；水肿的患者主要应根据尿量及水肿的程度来掌握水的摄入量。一般而言，若水肿明显时，除进食以外，水的摄入量最好限制在500～800毫升/日较为适宜。

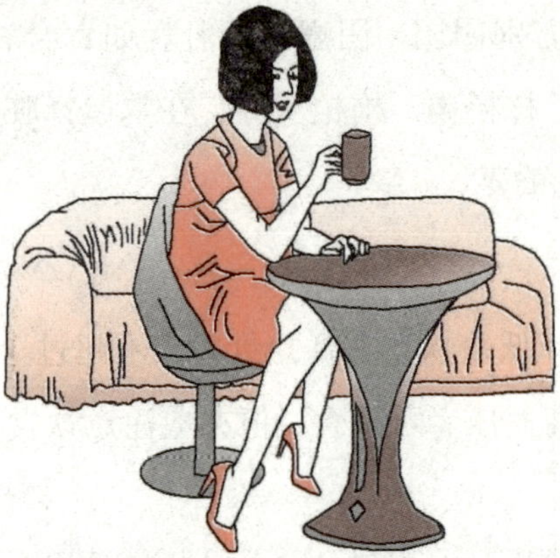

患尿路感染之后，为避免和减少细菌在尿路停留与繁殖，患者应多饮水，勤排尿，以达到经常冲洗膀胱和尿道的目的。

尿路结石患者也应大量饮水，因为尿量减少是尿路结石形成的主要原因之一。大量饮水可以冲淡尿晶体浓度，避免尿液过度浓缩，减少沉淀机会，一般要求每日饮水2400～3000毫升，使每日尿量保持在2000～2400毫升以上。尿量增多可促使小结石排出，同时尿稀释也可延缓结石增长的速度和避免手术后结石的再发。

肾功能不全或衰竭期（尿毒症期），由于患者不能把多余的水分和毒素及时排出体外，蓄积在体内就会造成水肿、血压增高，严重者可诱发急性左心衰，危及生命。因此，肾功能不全者喝水切勿过量，这是保护肾脏、避免病情加重、延缓病情进展的重要措施。

4 摄入充足的碳水化合物

肾病患者由于限制蛋白质摄入，需要的热量主要由碳水化合物来供给，所以饮食中的糖类应适当提高，以满足机体对热量的需求。另外，充足的热量供给可减少蛋白质的消耗，减轻肾脏的负担。

5 防止钾、磷过高

因钾离子无法由严重损坏的肾脏排出，会引起“高钾血症”，可能造成手指麻木、疲倦、四肢无力、胸闷、舌头僵硬、说话困难、失去知觉、严重时心律不齐或心跳停止。可适量进食低钾水果，如菠萝、雪梨、木瓜、西瓜、草莓、柠檬等。

高钾蔬菜：绿叶蔬菜（如菠菜、空心菜、苋菜、莴苣）、菇类、紫菜、海带、胡萝卜、马铃薯。

高钾水果：香蕉、番茄、枣子、橘子、杧果、柿子、香瓜、葡萄柚、阳桃（容易打嗝），建议每次以一种水果为主。

6 维持钙磷的平衡

钙与磷是体内重要的矿物质，二者可维持骨骼与牙齿的良好生长，并使神经肌肉能够正常运作。钙不足时，须多食牛奶、钙片及维生素 D，可减少继发性副甲状腺功能亢进症的发生。磷普遍存在于含蛋白质的食物中，若要有充分的营养摄取，又要减少磷的吸收，只有在进食时同时咬碎服用氢氧化铝、碳酸钙等磷结合剂来结合食物中的磷。注意，高磷食物主要包括：全麦谷类及制品（如糙米、胚芽米、全麦面包）、内脏类（肝、肾、脑）、核果类（花生、腰果、核桃）及酱制品（花生酱）、巧克力、蛋黄、牛奶、奶制品等。

7 慎食草酸高的蔬菜

草酸进入体内后，可与人体中二价、三价金属离子，如钙、锌、镁、铜和铁等结合，形成不溶性的草酸盐晶体，沉积于脏器内。研究显示，长期过量的草酸盐结晶体通过肾脏排出时会产生结晶，可导致肾小管阻塞、变性和坏死，严重的甚至引起肾功能不全。因此，将菠菜、芹菜、甘蓝、芥菜等草酸含量较高的蔬菜在烹制前先用水焯一下，即可减少大量的草酸。轻度肾功能不全患者需要对一些草酸含量特别高的食物加以限制，不必绝对限制草酸的摄入。重症肾病患者则不宜吃草酸含量较高的蔬菜和水果。

8 少吃肉

对于慢性肾脏病患者，多吃肉可能会增加他们患肾衰竭的风险。为了保护肾脏健康，避免进一步恶化，减缓肾功能的衰竭速度，患者要限制肉类的摄入并增加对水果和蔬菜的食用量。

9 避免太甜或太油饮食

甜腻与油腻都会加重肾脏负担，还会引发肥胖。肥胖患者属于糖尿病高发人群，其中又有约四成糖尿病患者并发糖尿病肾病，这是最难治疗的肾脏病之一。

肾病的饮食调养

低蛋白饮食

1 什么是低蛋白饮食?

低蛋白饮食是一种限制蛋白质供给量的饮食。一般用于急性肾炎、尿毒症、肝衰竭的患者。引起尿毒症的尿毒物质，是蛋白质的代谢物，所以必须限制蛋白质的摄取。但也不能完全不摄入蛋白质，因为蛋白质是营养素，若不吃蛋白质，身体会分解肌肉，造成尿毒，因此调配饮食要适当。每日蛋白质供给量约为每千克体重0.5克，根据病情总量一般限制在20～40克（包括动物蛋白、植物蛋白），在限量范围内要求适当选用优质蛋白，如牛奶、鸡蛋、瘦肉等。

此类食物举例如下：

（1）豆类及豆制品：黄豆、豆腐、豆干、豆浆、毛豆、红豆、绿豆、蚕豆、豌豆仁等豆类。

（2）面筋制品：面筋、烤面等。

（3）核果类：瓜子、核桃、腰果、花生、栗子、杏仁等。

（4）米面五谷：米饭、面条、面包、玉米、番薯、芋头、马铃薯等。

2 肾病患者为什么应选择低蛋白饮食?

在肾功能正常时，食物中的蛋白质经过消化、吸收、分解，其中部分蛋白质、氨基酸被机体吸收利用，以维持人体正常的生理功能需要，还有一部分经过分解产生含氮物如尿素氮等，从肾脏排出体外。

在慢性肾病时，肾脏排泄这些代谢物的能力大大减退，于是蛋白质分解代谢物如尿素氮、肌酐、胍类等会积蓄在血中，成为尿毒症毒素，加重病情发展。低蛋白饮食可减少蛋白质分解代谢物的生成和蓄积，从而减轻残余肾单位高负荷工作状态，延缓肾小球的硬化和肾功能不全的进展。

3 低蛋白饮食的作用

低蛋白饮食可以减少蛋白质分解代谢产生的废物，减轻肾脏高负荷的工作状态和降低尿素氮和肌酐，从而延缓肾小球硬化萎缩和肾衰竭。限制低蛋白饮食是治疗肾病（特别是慢性肾衰竭）的一个重要环节。其作用主要有：减轻氮质血症、改善代谢性酸中毒、增加胰岛素的敏感性、改善蛋白质代谢、提高人血白蛋白水平、减少蛋白尿排泄、延缓肾病进展。

蛋白控制应在供给足够热量的基础上早期进行，因为对于肾病患者来说，需有足够的热量才可促进蛋白质被有效利用。每日摄入的蛋白质以含必需氨基酸丰富的优质动物蛋白为主，如鸡蛋、瘦肉、鱼和乳类。若患者每日配以必需氨基酸或酮酸 8～12 克进行治疗时，蛋白质含量应进一步严格限制在 0.4 克/千克体重以下。另外要注意的是，植物蛋白在体内的利用率低，代谢后产生较多含氮废物，过多摄入会增加肾脏的负担，所以不可随意食用。

肾病患者的饮食要合理

肾病是一种常见的疾病。引起肾病的原因很多，比如慢性肾小球肾炎、糖尿病、高血压、肥胖等，这些疾病都与生活方式、饮食习惯密切相关。因此，在疾病的长期治疗过程中，除了药物的使用外，正确的饮食调理也直接影响治疗的效果。那正确的饮食方式应该是怎样的呢？

1 合理的饮食结构

很多肾病患者都以为患了肾病后要少吃，其实不是这样的。身体的康复需要营养，人体最主要的营养来源都是通过食物供给的，如果过分节制，就会出现营养不良，导致肾脏疾病加重。

肾病患者真正需要改变的是饮食结构，适当减少蛋白的摄入量，增加优质蛋白的比例，而且必须保证总热量的摄入达标，关键做好两点：

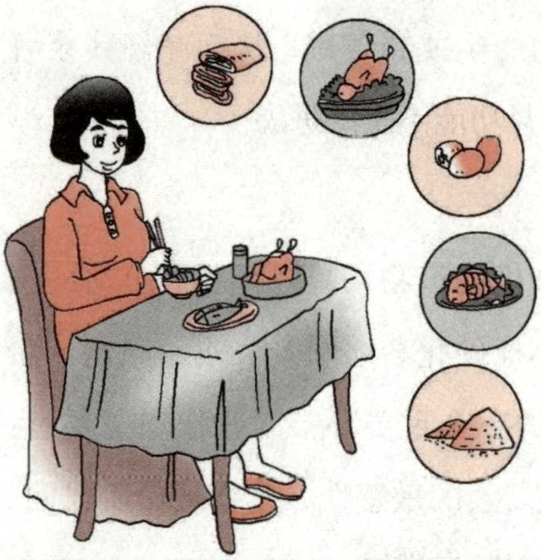

（1）保证合理的优质低蛋白饮食。要吃适量的瘦肉、鸡肉、鱼肉、鸡蛋、牛奶等含优质蛋白质的食物，总量不能多，但一定要吃，否则人体就会缺少蛋白质，特别是蛋白尿比较严重的患者要更加注意。每天的摄入量由病情和自身的营养情况决定，可以询问主诊的医生或营养师。

（2）维持合理的饮食热量。大部分食物都提供热量，慢性肾病患者已经减少肉、蛋、奶类的分量了，有的还要减少主食的分量，只能通过多吃些青菜，必要时增加小麦、淀粉类食物（含极少量蛋白质）来维持热量，以保证人体各种生命活动所需的能源。

2 最好不要喝老火汤

很多人都喜欢喝老火汤，认为得病要多喝老火汤补一补。其实，肾病患者最忌老火汤。因为汤中含有大量的嘌呤等氮类物质，可致血液中氮类物质增多，加重肾脏的损害，甚至煮得比较久的浓汤也是如此。所以，慢性肾病患者应尽量少喝肉汤，如果想喝汤，一般煮沸 15 ~ 30 分钟就可以了。

3 不要盲目限制饮食

患了肾病，有一些食物是要限制食用的，但应根据病情来限制进食，需要详细了解各类食物不能吃的原因。比如一些慢性肾病患者，因钾排泄不好，容易高血钾，需要限制吃高钾食物如紫菜、香蕉、橘子等，但有些患者如肾小管性酸中毒者长期排钾过多，需要多补充高钾食物。

4 中医食疗要个体化

很多患者喜欢中药食疗，这对于疾病的治疗是有辅助作用的。但是一定不要盲目跟从其他患者，把别人的“验方”用到自己身上，因为每个人的体质不同，而中医最讲究个体化，如果运用不当，结果就适得其反了。可以了解食物属性的一些常识，比如生姜、羊肉是助阳的，百合、木耳是滋阴的，淮山药、芡实、薏苡仁是补气祛湿的。

总之，肾病患者的饮食调理非常重要，若能早日形成良好的饮食习惯，就能增强治疗效果。

易伤肾的食物

生活中，如果吃错食物，则会伤害到肾。那么，你知道哪些食物会对肾脏有伤害作用呢？

1 竹笋

竹笋是一种有益食物，有助于消化，也能帮助把宿便排出体外。可是，竹笋也不适合多吃，因为竹笋含有大量草酸，可影响人体对钙、锌的吸收利用。

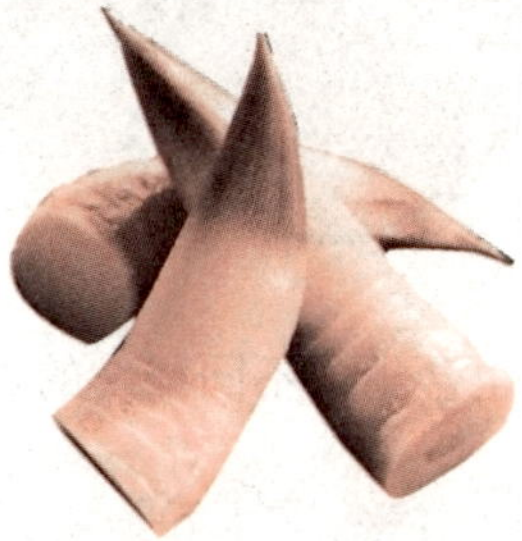

2 芹菜

芹菜吃多了，对肾的伤害也是相当大的，这是因为其粗纤维含量较多，虽然有利于降血压，但也不能多吃。

3 冬瓜

冬瓜可以减肥，但是男性不适合多吃，因为其会造成肾功能下降。

4 动物脑

动物脑类食物也不能多吃，尤其是羊脑、猪脑等，因其含有毒性，从而会伤害肾。

5 烟酒

烟酒对肾的伤害是严重的，所以还是戒了好。

6 黑木耳

黑木耳虽然对头发好，但是也不能多吃，否则也会伤害到肾，尤其是一些人工加工出来的黑木耳，更应该少吃。

7 莲子心

莲子心很苦，同时对肾脏有一定的伤害作用，因此在吃莲子的时候，不要吃其心。

8 阳桃

有学者观察到，原本肾功能正常的人在饥饿状态下，或者大量出汗后（机体处于缺水状态），于短时间内吃进大量的酸阳桃汁，血肌酐会突然升高，出现急性肾衰竭。肾病患者若食用阳桃过多，其所含的神经毒素会使部分人出现神志不清、四肢无力和手脚麻木等症状，甚至昏迷。而肾衰竭患者即使吃一个阳桃，也会出现不同程度的毒性反应，重者会使病情迅速发展成尿毒症。

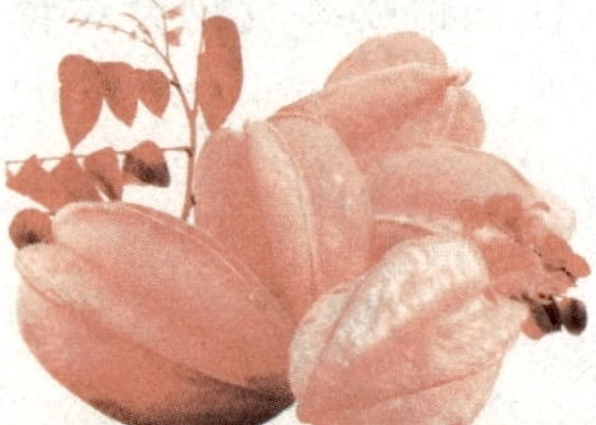

9 咸食

在中国人的饮食结构里，“盐”被誉为百味之首。精美的食材和刀工，如果缺少盐的调和，也会让食物变得难以下咽。但是，盐真的是一种不能多吃的食物。研究发现，高食盐摄入量会升高尿液中的蛋白质含量，而这恰恰是肾脏功能发生问题的危险信号。高盐膳食会增加肾脏负担，导致肾脏损伤，可能会加大患肾脏疾病的风险。依据《中国居民膳食指南》建议，每天控制盐的摄入量少于6克。而日常很多食物本身含有钠的成分，因此食物调味时应更少些。方便面中的盐分含量非常高，经常食用的人一定要减量，盐包不用也罢。

10 浓茶

浓茶含有很高的氟，而肾脏又是氟的主要排泄器官。当饮用过量时，就会超出肾脏的排泄能力，导致氟在体内堆积，从而给肾脏带来损害。

11 咖啡

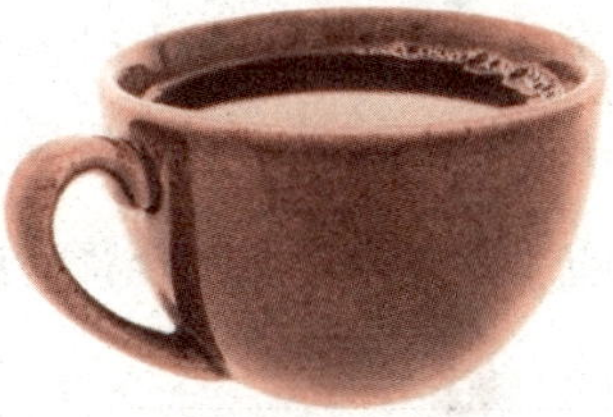

国外有研究显示，饮用咖啡可使尿中的钙离子分泌增多。这意味着，人们罹患肾结石和骨质疏松症的危险增加了。尿中的钙是肾结石的重要组成成分，因而尿中含钙越多，就越容易形成结石。所以肾结石患者每天喝的咖啡量应当少于2杯，即每天不能超过0.45升咖啡。由于咖啡会阻碍人体对钙的吸收，因此长期大量饮用可能引起骨质疏松。所以，有喝咖啡习惯的人每天至少要喝1杯牛奶，或适当吃些含钙食物。

12 高蛋白食物

高蛋白食物的摄入并非越多越好，长期高蛋白饮食会使肾脏处于“超负荷”状态。肉类和豆腐是蛋白质的重要来源。蛋白质是构成和修复机体组织、器官的重要成分，参与调节机体生理功能。但是，蛋白质虽好，也不能长期过多食用。因为蛋白质在体内分解的含氮废物会随尿液排出体外，若进食的膳食蛋白质过多，随尿排出的氮也会增多，进一步加重肾脏负担，不利于肾脏健康。

13 豆腐

过多进食豆腐会导致肾功能衰退。人到老年，肾脏排泄废物的能力下降，若大量食用豆腐，会使体内生成的含氮废物增多，加重肾脏的负担，使肾功能进一步衰退，不利于身体健康。

14 啤酒

如果已经患了肾脏方面的疾病，又无限制地大量喝啤酒，会使尿酸沉积，导致肾小管阻塞，造成肾脏衰竭。

适宜肾病患者的食物

肾病是原发于肾脏或继发于其他脏器的病变影响到肾脏的一类疾病的统称，肾病的临床表现主要是肾脏局部的一些检查症状和尿的异常。近年来肾病的发病率呈不断上升的趋势，开始引起大家重视。因为很多食物对肾病患者很不利，所以对于肾病患者的食物，有一定的要求，适宜肾病患者的食物也少，下面介绍适合肾病患者的几种食物：

1 藕粉

藕粉能凉血、化瘀、止血，是缓解肾炎血尿的良药。本品富含糖类，并含有蛋白质和多种维生素，是肾病患者的上佳食品。

2 西瓜（包括西瓜皮）

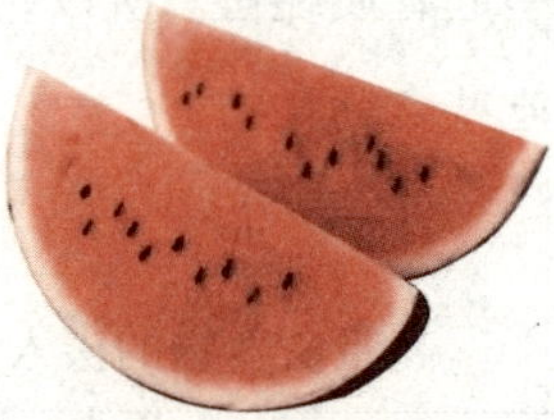

西瓜为清热解暑的上品，并能除烦止渴、利尿。本品含糖高而含钠、钾均低，故适宜于肾病患者。

3 茼蒿

茼蒿有清热解毒、利尿的功效。本品富含β-胡萝卜素，常食之有助于预防感冒及其诱发的肾病。

4 木耳

木耳有清热利尿的作用。本品含有多种维生素，且含钠、钾量均低，是肾病患者的上佳蔬菜。

5 大蒜

新鲜大蒜具有很强的抗炎属性，还可降低胆固醇，是益肾饮食的较佳选择之一。此外，大蒜还是强抗氧化剂。研究证实，定期食用大蒜还有助于抗癌。

6 西蓝花、花椰菜

西蓝花、花椰菜等十字花科蔬菜富含膳食纤维、维生素 C 和维生素 K 等有益肾功能的营养素。并且这类蔬菜含钾量相对较低，有助于护肾。其中，羽衣甘蓝含铁量较高，同时还含有丰富的胡萝卜素和钙，护肾作用最为显著。

7 蛋清

蛋清含有人体必需的多种维生素和微量元素，有助于提高整体健康水平。蛋清含有大量的蛋白质，且低钾、低磷、高铁，有助于肾脏保持较佳状态。

8 橄榄油

研究发现，在以橄榄油取代黄油等食用油的地区，心脏病、癌症和肾脏病等发病率都明显更低。橄榄油含有丰富的抗氧化剂，有助于对抗自由基对人体的损害，减少动脉炎症。

9 苹果

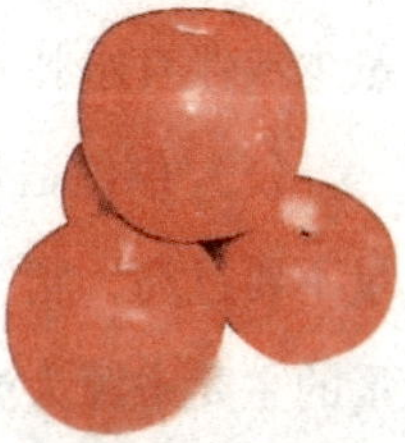

苹果含有大量有助抵抗炎症的化合物，而且含钾量相对较低，是保护肾脏的水果。

10 桑葚

桑葚具有生津止渴、促进消化、帮助排便等作用，适量食用能促进胃液分泌，刺激肠蠕动及解除燥热。中医学认为，桑葚性味甘寒，具有补肝益肾、生津润肠、乌发明目等功效。

不同肾病的饮食疗法

肾病患者的日常生活饮食非常重要，合理的饮食可有效促进病情的恢复。肾病的种类不同，对饮食的具体要求亦不同。有些饮食可以促进疾病的好转，而有些饮食会导致肾病的恶化。下面为大家详细介绍对不同肾病患者在饮食上的具体要求。

1 急性肾炎的饮食疗法

急性肾小球肾炎分型多，临床表现复杂，饮食治疗原则要根据患者的肾功能状况和蛋白尿的程度来确定，亦应注意患者的水肿和高血压情况，做综合分析后再来确定如何饮食治疗。

（1）限制蛋白质：限制蛋白质的摄入可减轻肾脏负担。在限制的范围内应设法选食含优质蛋白质的食物，如牛奶、鸡蛋、瘦肉、鱼等。

（2）低盐低钠饮食：低盐膳食一般指每日用食盐小于3克或酱油10～15毫升，无盐饮食是烹调时不加食盐和酱油；低钠膳食是指除烹调时不加食盐和酱油外，凡含钠高的食品及蔬菜也应限制。

（3）限制高钾食物：当出现少尿、无尿或血钾升高时，应限制含钾丰富的蔬菜及水果，如黄豆芽、韭菜、青蒜、芹菜、菜花、香椿、菠菜、冬笋、春笋、百合、干红枣、玉兰片、冬菇、藕、高粱、玉米、扁豆、番茄、丝瓜、苦瓜等。

（4）限制饮水量：应根据每天的尿量多少来控制饮水量。一般的补充方法是，除补充前一日排出尿量以外，再多摄入液体500～1000毫升。如果尿量少或伴有水肿者，每日摄入的饮水量应不超过1000毫升。

（5）供给适量热量和脂肪：急性肾小球肾炎患者应卧床休息，但摄入热量不要过高，脂肪的含量不宜多，成人每日为105～126千焦/千克体重。能量的主要来源为淀粉和脂肪，占总能量的90%以上。应多食用含不饱和脂肪酸丰富的油脂类，也就是说以植物油为主。

2 慢性肾炎的饮食疗法

慢性肾炎的饮食治疗，要根据肾炎的不同类型和病变的不同阶段，采取相应的饮食，其饮食原则与急性肾炎基本相似。

（1）摄取足够的热量为防止蛋白质分解转化为能量而影响营养吸收，慢性肾炎患者的饮食应该提供给机体所需的足够热量，合理安排一日三餐。同时，每日适当吃一些白糖或蜂蜜，以增加热量的摄入。一般来说，每日热量供给应为9240～10500千焦。按我国人民生活习惯，这些热量主要是来自主食中的米、面，也可用藕粉、粉丝、土豆等淀粉食品代替一部分。

（2）优质低蛋白饮食：慢性肾炎患者的蛋白质摄入量以每千克体重1.5～2.0克为宜，比如一个50千克体重的人每天可摄入蛋白质75～100

克，应尽可能给予其优质蛋白质，如各种瘦肉、鱼、蛋等。如果患者的肾功能已经减退，那么蛋白质的用量就要相应减少。对于症状较轻、肾功能良好的患者，饮食上一般不需过分要求，每日可供给蛋白质 80 ~ 110 克，其中牛奶、鸡蛋、瘦肉、鱼虾等提供的蛋白质应占 40% ~ 50%。若肾功能受损明显，蛋白质每日摄入宜控制在 30 ~ 40 克，以免加重肾脏负担。

（3）限制钠盐：慢性肾炎患者一般都有不同程度的水肿，因此，必须严格限制食盐的摄入量。但是，限制盐分不等于“吃盐越少越好”，甚至禁用食盐，否则也容易形成“低钠血症”，人们感觉倦怠乏力，血压下降，严重者还会出现脑水肿，危及生命。因此，慢性肾炎患者应根据病情控制食盐的摄入量，基本上控制在每日 2 ~ 3 克，对病情严重者可给予无盐低钠饮食。各种含有钠盐高的调味品、食品应该严格控制，每 20 毫升酱油含盐量在 2 ~ 3 克，可用无钠的调味品如糖、醋、番茄汁、沙拉酱等调味，同时要按个体化的原则安排烹调方法或者调味，保证营养治疗效果。另外，一些含钠盐量高的食物也不宜多吃，例如紫菜、榨菜、茴香、芝麻酱、雪里蕻等，水肿患者不宜吃。而猪肉、鸡肉、大白菜、菜花、莴笋、冬瓜、西瓜、西红柿、芋头、荸荠、苋菜、大葱、韭菜、苹果、梨等，对水肿患者来说，可以选食。

（4）饮水：水分不需限制，可以饮用橘汁、西瓜汁、橙汁、菜汁等，以利尿消肿。

（5）若伴有高血压或高脂血症者，须限制膳食中的饱和脂肪酸与胆固醇的含量。对贫血患者，应选用富含蛋白质和铁的食物，如大枣、黑木耳、肝、牛肉、蛋黄及绿叶蔬菜等。

（6）维生素、矿物质食物的选择与配餐：维生素要全面充足，尤其是维生素 A、维生素 C 及多种 B 族维生素中的叶酸。预防贫血及提高免疫功能，多选用应季的新鲜蔬菜、水果、菌菇类食物配餐。它们也富有多种矿物质，尤其是镁、钾、钙等元素有调节血压的作用。

3 肾病综合征的饮食疗法

肾病综合征的本质是肾小球基底膜损伤引起血浆蛋白的通透性增强，引发高度的蛋白尿。本病多见于青少年，主要表现为：大量蛋白尿、低蛋白血症、高脂血症和水肿。主要的治疗方法是在医生指导下使用泼尼松和免疫抑制剂，并有机地配合中药治疗。但不能只偏重药物治疗，饮食营养治疗也十分重要，不合理的饮食会加重蛋白尿和肾损害，增加并发症。下面了解一下肾病综合征的饮食疗法。

（1）清淡饮食：饮食要以清淡为宜，这一点要求应视作一切肾病患者在饮食方面的总则。

（2）钠盐摄入：水肿时应进低盐饮食，以免加重水肿，一般以每日食盐量不超过2克为宜，禁用腌制食品，少用味精及食碱，水肿消退、血浆蛋白接近正常时，可恢复普通饮食。

（3）蛋白质摄入：肾病综合征时，大量血浆蛋白从尿中排出，人体蛋白降低而处于蛋白质营养不良状态，低蛋白血症（即血液中蛋白质的浓度下降）使血浆胶体渗透压下降，致使水肿顽固难消，机体抵抗力也随之下降。因此在无肾衰竭时，其早期应给予高质量的蛋白质饮食〔1～1.5克/（千克体重·日）〕，如鱼和肉类等。此有助于缓解低蛋白血症及随之引起的一些并发症。

但高蛋白饮食可使肾血流量及肾小球滤过率增高，使肾小球毛细血管处于高压状态，同时摄入大量蛋白质也使尿蛋白增加，可以加速肾小球的硬化。因此，对于慢性、非极期的肾病综合征患者应摄入较少高质量的蛋白质〔0.7～1克/（千克体重·日）〕，至于出现慢性肾功能损害时，则应低蛋白饮食〔0.65克/（千克体重·日）〕。

（4）脂肪摄入：肾病综合征患者常有高脂血症，可引起动脉硬化及肾小球损伤、硬化等，因此应限制动物内脏、肥肉及某些海产品等富含胆固醇及脂肪的食物摄入。饮食中尽量供给丰富的多不饱和脂肪酸（如鱼油）及植物油（豆油、菜籽油、香油）等。

（5）微量元素的补充：由于肾病综合征患者的肾小球基底膜的通透性增加，尿中除丢失大量蛋白质外，还同时丢失与蛋白结合的某些微量元素及激素，致使人体中钙、镁、锌、铁等元素缺乏，建议进食含维生素及微量元素丰富的蔬菜、水果、杂粮等以适当补充。

（6）摄入足够热量：这里须指出，人体每日需要一定的热量才能维持生命。有氮质血症的肾病综合征患者进食蛋白质少了，就一定要适当补充碳水化合物（如蔗糖、葡萄糖），还要多吃含维生素丰富的新鲜蔬菜和水果。

肾病综合征合并尿蛋白转阴、无水肿患者的饮食：

（1）主食摄入：馒头、米饭等，按正常饮食摄入量。

（2）钠盐摄入：按正常口味或清淡饮食。

（3）优质蛋白摄入：按1.0～1.2克/（千克体重·日），每天约需：1个蛋清、1两瘦肉、半杯牛奶。

（4）常用可食蔬菜：大白菜、大葱（调味）、甘蓝、蕨菜、榆钱、佛手瓜、绿豆芽、红心甘薯、芸豆、葫芦、四季豆、丝瓜、茄子、卷心菜、洋葱、冬瓜、南瓜、西葫芦、黄瓜、小白菜、萝卜、苦菜、豆角、辣椒（调味）、芋头、扁豆、胡萝卜、茼蒿、蒜黄、蒜薹、芹菜、韭菜、莴苣、菜花、西红柿、甜柿椒、生菜、油菜、山药、藕、大蒜（调味）、苜蓿、苦瓜、菠菜、雪里蕻、荠菜、土豆。

（5）忌口：辛辣、煎炸物、海鱼、海蟹、辣椒、蒜、生葱、香菜、狗肉等。

肾病综合征合并大量蛋白尿、水肿患者的饮食：

（1）主食摄入：馒头、米饭等正常饮食摄入量。

（2）钠盐摄入：血钠正常而高度水肿者（5.5毫摩尔/升）慎食用。

（3）血钾偏高患者（5.0毫摩尔/升＜血钾＜5.5毫摩尔/升）应该多食含钾量偏低的蔬菜，如大白菜、大葱（调味）、甘蓝、蕨菜、榆钱、佛手瓜、绿豆芽、红心甘薯、芸豆、葫芦、四季豆、丝瓜、茄子、卷心菜、洋葱、冬瓜、南瓜、西葫芦、黄瓜。

（4）对电解质正常（血钾正常值为3.5～5.4毫摩尔/升）的患者来说，上述蔬菜都可食用。

4 IgA 肾病的饮食疗法

（1）尽量少吃食用油和豆类食品。IgA 肾病患者最好选择植物油，且尽量少吃，不能用动物油；患者可以吃些肉类，以瘦肉、鸡肉为主，蛋清也可以吃。但豆类及其产品不要吃，因为其含有劣质蛋白，会增加肾脏的负担。

（2）高血钾者患 IgA 肾病应忌食高钾食品，如香蕉、柑橘、土豆、西红柿等都不能吃。

（3）水肿严重者应忌食盐，限制蛋白食物的摄入量，少饮水；水肿不严重者，可食用低钠盐饮食；无水肿者可不限制水和蛋白质食物的摄入量。

（4）特别要忌食动物内脏、鱼虾、蟹蚌、啤酒、菇类、豆类、菠菜。

（5）忌食一切补品、补药及易上火食品，特别是阴虚内热，如舌紫、脉滞、胸闷、腹胀等有瘀症的患者。

5 肾盂肾炎的饮食疗法

肾盂肾炎患者除了配合积极的治疗外，还有一些饮食疗法对治疗肾盂肾炎也是非常有帮助的。

（1）大量饮水：急性肾盂肾炎和慢性肾盂肾炎急性发作期应卧床休息，大量饮水，每日摄入水量应在 2500 毫升以上，以增加尿量，促进细菌、毒素及炎性分泌物迅速排出。

（2）调节尿液酸碱度：磺胺类、氨基苷类抗生素在碱性尿中抗菌作用增强，可多食用一些碱性食物或碳酸氢钠（小苏打）；而四环素族、呋喃妥因等药物在酸性尿中抗菌作用增强，可食用酸性食物或口服大量维生素 C，使尿液酸化。

（3）饮食宜清淡、易消化。

（4）提供丰富的营养，包括充分的热量、数量充足的优质蛋白质和维生素 A、维生素 B_1、维生素 B_2、维生素 C 等的供给。

（5）不要吃菠菜：因菠菜属于富含嘌呤的食物，易诱发痛风，而且菠菜中草酸含量较多，易和含有钙质的食物结合形成草酸钙，草酸钙结晶有可能从尿中析出而形成结石。

（6）忌食一切咸味调味品和含高蛋白的食物。

（7）宜多吃清热利尿类食品，如冬瓜、绿豆芽、芥菜、马兰头等。

6 肾结石的饮食疗法

肾结石的形成多与饮水有关，因此凡含杂质钙盐过多的水，要净化、煮沸后才能饮用，最好饮用磁化水。平时可用金钱草泡开水当茶饮，有利尿排石、清热利湿、防治尿路感染、预防肾绞痛发作的功效。饮用定量的茶叶水，也有利尿排石的作用。

（1）大量饮水。在多喝水预防肾脏疾病的同时，尽量不要憋尿，多喝多尿有助于细菌、致癌物质和易结石物质快速排出体外，减轻肾脏和膀胱受害的机会。对于肾结石患者来说，目前医学界认为，多饮水对保护肾脏、治疗肾结石确有一定作用，但也不能片面理解，应根据患者的具体情况而定。

当人体排汗增多，为防止尿液过分浓缩，多饮水对预防结石的形成和肾绞痛的发作有一定作用。

对于结石较小的人（包括由于症状轻，自己尚未发现的人），要提倡多饮水，配合药物治疗，以便增加尿量，发挥冲洗尿路的作用，防止沉积，促使细小结石随尿排出。但饮水量应以每天 2000 毫升为宜，而且要分次饮用，不宜集中。如结石直径已大于 1 厘米，造成泌尿系统机械梗阻，或已发生肾积水，或伴有慢性肾病、严重溃疡等，则不宜多饮水，否则会加重梗阻或诱发其他疾病急性发作。

（2）勿吃富含草酸盐的食物。大约 60% 的结石属于草酸钙结石。因此，应限量摄取富含草酸的食物，包括豆类、甜菜、芹菜、葡萄、青椒、香菜、菠菜、草莓及甘蓝花科的蔬菜。另外，还要尽量避免食用酒精、咖啡因、绿茶、巧克力、无花果干、羊肉、核果、青椒、红茶等。

（3）注意蛋白质的摄取。肾结石与蛋白质的摄取量有直接的关联。蛋白质容易使尿液里出现尿酸、钙及磷，导致结石的形成。曾患过钙结石者，应特别注意是否摄取过量蛋白质，尤其是曾有尿酸过多或胱胺酸结石的病史。每天限吃 180 克的高蛋白食物，主要包括肉类、干酪、鸡肉和鱼肉。

（4）吃富含维生素 A 的食物。含维生素 A 的食物，可维持尿道内膜健康，也有助于避免结石复发。这类食物包括：胡萝卜、绿花椰菜、香瓜、牛肝，但高剂量的维生素 A 有毒，服用前最好请教医生。

7 慢性肾功能不全的饮食疗法

慢性肾功能不全是各种慢性肾病发展的最终结果，此时肾功能已受到轻重不一的损害，由此而导致患者在饮食方面相当困惑。原因在于，患者一方面是营养不良，体质下降，免疫力降低，因此需要补充蛋白质食物；另一方面，患者由于肾功能受损，无法完全将蛋白质的代谢产物尿素、肌酸酐等有毒物质从尿中排出，导致血液中尿素、肌酸酐浓度增加，因而需要控制进食蛋白质类食品。正是因为这种矛盾，使得慢性肾功能不全患者在饮食上陷入十分尴尬的局面。根据各方面的资料以及临床上的经验，对本病患者在饮食上应给予优质低蛋白、低磷、高钙、高维生素、高热量饮食，适当限制钠、钾，对于已做透析的患者，可适当开放饮食。具体原则如下：

（1）低蛋白质：应根据患者的肾小球滤过率来调整蛋白质的摄入量。当肾小球滤过率为 50 毫升/分钟时，就应该限制蛋白质的摄入。要求饮食中 60%以上的蛋白质来源于富含必需氨基酸的高生物价蛋白，如鸡蛋、牛奶、鱼、瘦肉等。肾功能不全患者依靠饮食补充蛋白质，应严格限制含植物蛋白高的食品，如豆类、豆制品、硬果类（花生、核桃、瓜子、杏仁等），有用小麦淀粉（或玉米淀粉、土豆淀粉）做主食代替大米、面粉者，主要限制植物蛋白的摄入。

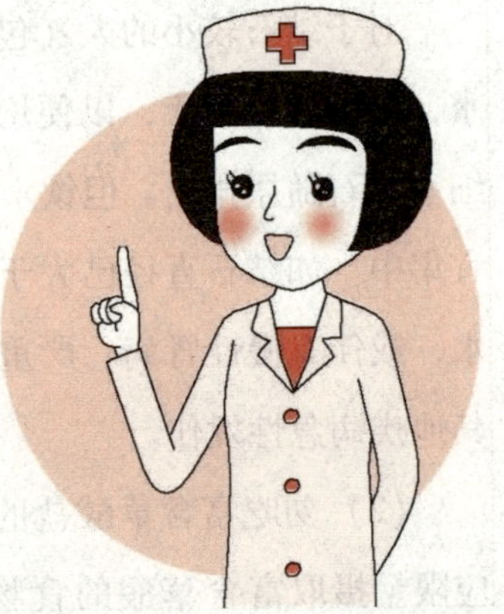

（2）热量的供给：每日供应热量 125.5 千焦/千克，主要由碳水化合物和脂肪供给。若低蛋白摄入使患者产生饥饿感，可食芋头、马铃薯、苹果、马蹄粉等补充糖类。

（3）低磷、高钙饮食：每日摄入磷量 <800 毫克。血钙过低可补充含钙

饮食，遵医嘱使用活性维生素 D 及钙剂。

（4）低蛋白饮食时，钙、铁及维生素 B_{12} 往往随之缺乏，应注意补充。此外，还应注意供给富含维生素 C、B 族维生素和叶酸的食物。患有高钾血症时，应避免摄取含钾量高的食物，如白菜、萝卜、梨、桃、葡萄、西瓜、肉类及坚果类等。

（5）饮水量：一般对慢性肾功能不全的患者，无水肿及血压不高时，可多饮水，使尿量达 2500 毫升以上，使机体当日代谢产生的废物排出；但有水肿时，则应减少饮水量，量出而入。

（6）低磷饮食：在补充蛋白质的同时，必然会带来磷的摄入，对慢性肾功能不全的患者是非常不利的。有报道采取极低磷饮食（正常磷摄入量的 1/4，相当于 300 ~ 350 毫克/日），可见尿毒症患者的血肌酐上升幅度得到控制，有的明显下降。为了减少磷的摄入，除尽可能不食用含磷丰富的食品（如蛋黄、动物内脏、脑、骨髓等）外，一般可将瘦肉、鱼水煮后去汤再食用，或服用碳酸钙片，因其可与肠道中的磷结合而排泄，使血磷降低。

（7）钠、钾的摄取：有水肿及高血压者，要限制食盐摄入量，根据具体情况采取饮食低盐（每天食盐 3 克或酱油 10 毫升）或无盐；尿量减少（尿量小于 1000 毫升/日）时，血钾升高，要适当控制摄入含钾高的食物。

养肾饮食有禁忌

高脂饮食可导致肾损害吗？

高脂饮食导致肾脏损害的可能机制是：一氧化氮与肾组织中的超氧离子发生反应，生成对肾脏细胞具有毒性作用的过氧化亚硝酸盐，从而造成细胞凋亡。一氧化氮增多与蛋白尿相关，一氧化氮合成酶表达增加及一氧化氮的增多可能通过细胞凋亡导致肾小球硬化及肾小管间质肾损害。研究发现，一氧化氮合成抑制剂可防止肾小球系膜细胞溶解，阻止蛋白尿并降低肾小球转化生长因子 β 的表达和胞外基质的积聚，防止肾小球硬化。

“黑色入肾”有误区吗？

中医的确有“黑色入肾”的理论，但不能理解为所有黑色食物都对肾脏有好处，以及食用黑色的食物就一定能补肾，这些说法都是缺乏科学依据的。

黑豆是黑色食物，同时也是豆类食物。患有急性肾炎、肾功能低下的患者都应少食。因为这部分患者的肾脏排泄蛋白质废物的能力受损，如果再食用黑豆等黑色食物，就会加重肾脏的负担。

“吃腰补腰”这一说法科学吗？

传统说法认为，“以脏养脏，吃腰补腰”，不少人把猪腰视为补肾佳品，这其实是错误的。从目前的研究来看，猪肾含有较高的胆固醇和嘌呤，吃多了会加重或引起高脂血症、高尿酸血症，两者对肾脏疾病的恢复都是有害无益的。因此肾脏病患者，尤其是血尿酸高者或高胆固醇患者，绝不能将猪腰当补品而多吃。

为什么不可在睡前食用补品

一些体质较虚弱的中老年患者需要适当服用一些补血益气的滋补品。有的患者习惯睡前服用这类补品，认为这样更有利于吸收。事实上并非如此，因为人到中老年时，血液的黏度会增加，同时在睡眠时人的心率减慢、新陈代谢降低，如果在此时服用补品，尤其是含糖量高的补品，会升高血糖值，可能引发脑梗死。所以，患有肾病并伴有高血压、冠心病和脑血管病的人，不宜长期服用含糖量高的滋补品，更不宜在临睡前服用。

肾病患者可以吃葱、姜、蒜吗?

葱，具有发汗解表、杀菌解毒的功效，可治疗轻微的腹痛、感冒和小便不利。葱能促进消化液的分泌，肾病患者适当食用，可减轻食欲不振的症状。姜，能有效地抑制体内的过氧化脂质，帮助患者降血脂，还对血管和肾脏有一定程度的保护作用。蒜，具有杀菌、降血脂的作用。

凡事皆有利弊，调味品虽然能够增加食欲，但多数调味品对咽喉具有刺激性，还会加重肾脏的负担，因此，肾病患者应适量食用。

慢性肾炎患者可以食醋吗?

醋是人们生活中不可缺少的调味品。乙酸是醋的主要成分，入胃后可促进胃液的分泌，促进肠胃运动，从而使食欲增加。醋也含有维生素、蛋白质、糖类、钙、磷等，具有软化血管、调节血液酸碱平衡的作用。在一定程度上，醋还可以增强肾功能。

许多慢性肾炎患者会出现食欲不振的情况，此时如果适当食用醋，不仅可以增进食欲，还可以增加饮食中的咸味。但食醋也需注意，要避免与患者所用的药物相克。对醋过敏或胃酸过多的患者也要避免食醋。

肾病患者吃蔬菜时应注意什么

（1）肾功能不全者最好少吃富含植物蛋白的蔬菜，如豆类（包括四季豆、豌豆、蚕豆、扁豆等）、花生、冬菇、木耳等。

（2）血钾偏高或服用保钾利尿剂螺内酯、血管紧张素转换酶抑制剂（卡托普利、贝那普利、福辛普利等）、血管紧张素受体拮抗剂（氯沙坦钾、缬沙坦、厄贝沙坦、坎地沙坦、替米沙坦等）的肾病患者，不宜吃含钾较高的蔬菜，如菠菜、蘑菇、榨菜、辣椒、笋等。

（3）蔬菜在煮、炒之前必须洗净。最好多吃绿色蔬菜。

肾病患者吃水果时应注意什么

对病情较重的肾病患者来说，要禁食水果。这是由于肾功能不好，排钾能力有限，而水果含钾颇丰，吃多了血钾就会升高，若已有高血钾，那就十分危险了。到了恢复期吃水果则有益患者康复。对于透析患者来说，不需禁吃水果，尤其是腹膜透析者，不予限制。如果患者出现低钾，还应鼓励其吃些含钾丰富的水果，如柑、橙等。但是对无尿的透析者和血液透析者，在非透析日要严格限制其含钾食物的摄入。

肾病患者能吃鱼、虾、肉、蛋吗?

鱼虾类食物，有的肾脏患者自觉不吃，认为对肾不好，其实此类食物为优质蛋白，在有过敏性疾病如过敏性紫癜、紫癜性肾炎时因怀疑异性蛋白过敏或有鱼虾过敏史者须慎用，一般是不需禁忌的。鱼、虾、蛋、肉类食物含丰富的动物蛋白，是人体细胞、组织主要的构造材料，对人体十分重要。进食含蛋白质食物后经肝脏分解、肾脏排泄，所以当肾功能下降时，要适当减少蛋白质摄入量，以既满足人体代谢营养需要，又不增加肾脏负担为原则。有的患者患肾病并不严重而不敢吃蛋白质，或因病情需要限食蛋白质却不在乎，这都是不正确的。

香蕉对肾炎患者有危害吗?

一般人认为，香蕉营养丰富，香甜可口，人人都可吃，没有什么禁忌。但是，患有急性肾炎、慢性肾炎和肾功能不全的人不能吃香蕉，因为香蕉含有较多钠盐，而肾炎患者的水肿、高血压症状都要求必须限制摄入钠盐。

如果肾炎患者经常吃香蕉，就等于摄入了大量的钠盐，致使肾负担加重，水肿、高血压等症状也会随之加重。此外，消化不良和腹泻患者吃香蕉后亦会使病情加重。

第四章

三分钟肾病运动疗法

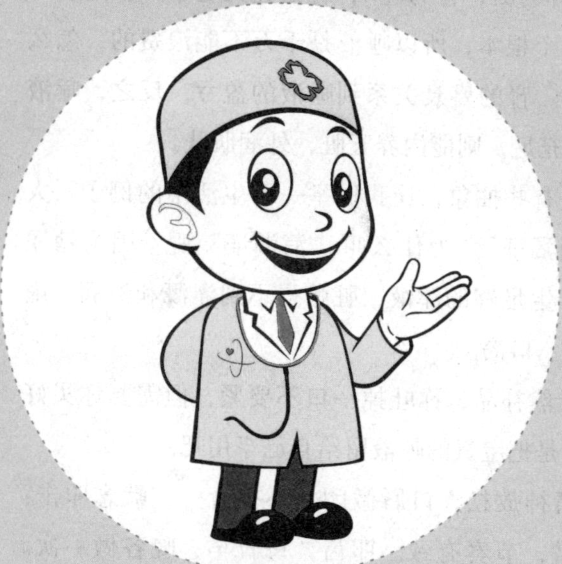

日常生活中的健肾运动

叩齿咽津强肾法

中医认为，牙齿的好坏是由肾气的盛衰决定的。“齿为肾之余”，肾气充足则牙齿坚固，肾中精气衰落则牙齿脱落。而叩齿时，牙齿和面部肌肉的不断活动，能改善牙周和面部肌肉的血液循环，改善供血状态，提高细胞的代谢功能，使牙齿坚固，面部肌肤红润光泽。

不少长寿老人在解大小便时都有咬紧牙根的习惯。的确，当你咬牙时，牙根部位受到按摩，血运通畅，营养充足，牙齿当然会健壮。而牙齿是人体“后勤部门”营养补给的第一关，长年牙坚齿固，全身受益，这就是坚持叩齿得以长寿的“秘密”。

同时，《黄帝内经》认为“脾为涎，肾为唾”，肾是先天之本，脾是后天之本，而唾液就来源于人的这两个根本，所以唾液是千万不能浪费的，怎么办呢？别无选择，那就是咽下去。肾的盛衰关系到唾液的盈亏，反之，唾液也能起到滋补肾精的作用。肾精充足，则能内养五脏，外润肌肤。

或许有人觉得这种说法还是有些抽象，让我们举一个生活中的例子。大家知道，糖尿病在中医里叫“消渴证”。为什么叫“消渴证”呢？因为糖尿病患者的脾肾功能不好，不能产生足够的津液，脏腑得不到灌溉和滋润，虚火上升，患者就会经常感觉口干、口渴。

唾液是与生命密切相关的天然补品，你吐掉一口不要紧，但需要你买好几盒蜂胶才能补回来。所以，还是把宝贵的唾液留给自己享用吧。

叩齿咽津的具体做法是：精神放松，口唇微闭，心神合一，默念叩击：臼牙三六，门牙三六，轻重交替，节奏有致。叩齿，每日早、晚各做一次。叩齿后，用舌在口腔内搅动，先上后下，先内后外，搅动数次，可按摩齿龈，加速牙龈部的营养供应，然后可聚集唾液，分次吞咽。

长期坚持，不仅健脾强肾、延缓衰老，还可以护肤养颜，何乐而不为呢？

缩肛护肾又壮阳

现代人的生活紧张而忙碌，很多人因为忙于事业而没有足够的时间和精力去参加全身性体育运动。长期不运动，必会给身体健康带来隐患，建议可做做缩肛运动。

缩肛就是有规律地收缩肛门，我国传统医学中所说的“回春术”，就包括缩肛运动这项内容。这项运动不需要多长时间，但功效却很显著，用“经济实惠”这个词来形容一点儿也不过分。

对男性来说，有规律地收缩肛门，是对前列腺有效、温柔地按摩，可以促进会阴部的静脉血回流，使前列腺充血减轻、炎症消退，对于预防和辅助治疗前列腺疾病有很大的帮助。这一方法还可以有效防止肛周静脉淤血，增强肛门部位抵抗疾病的能力，对中老年人易患的痔疮、肛裂、脱肛、便秘、慢性结肠炎等均有较好的防治效果。

对于女性来说，缩肛运动对提高女性的性功能大有裨益。女性通过这项锻炼，可以强化耻骨尾骨肌，这是参与性生活的主要肌肉。经常锻炼这部分肌肉，可以增强女性对性生活的感受，使其更容易获得性高潮。

现代有很多女性生孩子都选择剖宫产，而不愿意自然分娩。怕疼是一个原因，还有一点就是怕自然分娩会造成产道松弛，影响以后的夫妻生活质量。但如果坚持做缩肛运动，生完宝宝后不但不会影响性生活的质量，还会有助于提高夫妻生活的质量。

还有一些中老年人一打喷嚏就会出现漏尿的症状，但练习缩肛一段时间之后，打喷嚏就再也不会引起漏尿了。

说了半天，缩肛运动到底怎么做呢？很简单：每天晚上临睡前以及早晨起床时，躺在床上各缩肛 50 次；大小便之后，紧接着缩肛 10 多次；干重体力活时要注意缩肛；性生活之后缩肛 10 次，更有效果。但要注意，缩肛时必须要用力，练完后最好能排尿一次。

缩肛运动不受时间、场地限制，一提一松，算是一次。练习时，站立、蹲位、躺卧均可进行，坐车、行走、劳动时也可以做。所以建议中老年人每天都练一练。

摩耳健肾法

我们讲过，“肾开窍于耳”，耳朵里面的孔窍是肾气的代表，所以这是肾的一个外现。也就是说，如果我们经常按摩耳朵，就会起到很好的健肾作用。按摩耳部的穴位，有疏通经络气血、调整脏腑的功能。另外，按摩耳朵，还具有提神、醒脑、聪耳、增强记忆力、缓解疲劳的作用。那怎样按摩效果最好呢？

（1）提拉耳朵。现代医学认为，提拉耳朵能刺激耳郭的末梢神经及微血管，使局部血液循环加快，并通过神经、体液的作用，对全身的生理活动起到一定的调节作用，同时还能改善神经内分泌功能。特别是耳与肾脏有密切的关系，常提拉耳朵能使“肾精充足”。

其方法是双手食指放在耳屏内侧后，用食指、拇指提拉耳屏、耳垂，自内向外提拉，手法由轻到重，牵拉的力量以不感到疼痛为宜，每次 3 ~ 5 分钟。此法可治疗头痛、头昏、神经衰弱、耳鸣等疾病。

（2）搓耳。握住双耳郭，先从前向后搓 49 次，再从后向前搓 49 次，以耳郭皮肤略有潮红、局部稍有烘热感为宜。每天早、晚各进行 1 次。搓过双耳后会有一种神志清爽、容光焕发的感觉。

（3）双手扫耳。用双手把耳朵由后向前扫，这时会听到“嚓嚓”的声音。每次 20 ~ 30 下，每天数次。

（4）搓弹双耳法。双手轻捏两耳垂，再搓摩至发红发热。然后揪住耳垂往下拉，再放手让耳垂弹回。每天 2 ~ 3 次，每次 20 下为宜。

（5）按摩听闻穴。首先，掌心向后，用中指插进耳朵孔里，用手指在里面转 180°，让掌心向前，然后让手指轻轻地在里边蠕动。要注意，不要使劲地杵，而是轻轻地蠕动，就像小虫子一样在里面轻轻地动。按摩 20 ~ 30 秒后，突然将手指向前外方猛地拔出来，最好能听见响声。这就是完整按摩听闻穴的一个方法。如果你的手指插入耳朵后，觉得指尖有一种黏着感，这是湿气太盛的表现，按摩完后，猛地将手指拔出来即可。

这里特别提醒一下：做任何动作都要以“不受伤”为原则，就是说动作要轻、要柔、要缓，指甲也一定要剪得很干净，然后用指尖轻轻地按摩耳内的听闻穴，千万不要伤到耳朵。

抖肾，瞬间的强肾法

人到中年，肾虚是比较正常的，还有那些长期从事脑力劳动的人，出现肾气虚弱的现象也很常见，如失眠、疲劳、易感冒等，这都是肾气消耗过多引起的。这些人在日常养生中，除了要注意休息，还可以经常抖抖肾。

所谓抖肾，就是用抖动的方式来刺激肾俞穴。首先要声明，这个方法是胡海牙老先生的养生秘方。

胡海牙先生既是中医专家，又是中国道教协会理事，还是陈撄宁道家仙学养生术的继承人，他把中医和道教养生很好地结合起来。

1914 年出生的胡海牙先生已经是 100 多岁高龄了。但令人惊奇的是，他的各项体检指标基本正常。曾有人开玩笑地说："现在 30 岁的小伙子也没有您的身体棒，您是研究道家仙学的，有什么养生秘诀和延年益寿的灵丹妙药吗？"老先生微微一笑，说："哪有什么灵丹妙药，妙药就在自己体内，只是你们不知道怎么用罢了。"

老先生说的"妙药"是什么呢？就是肾俞穴。按摩肾俞穴就是老先生的日常养生秘诀。

具体做法是：双手握拳，拳心虚空，贴在肾俞位置（平时大家说的后腰，腰眼部位）后，轻轻跳动，脚尖不离地，就是双脚轻微踮起的感觉。这时双拳也不动，全身随着身体抖动，感觉到腰部轻微发热为止。

在抖肾的过程中，膝关节在抖动时带动了全身的抖动，全身的关节都得到了活动，特别是脊椎部位，所以对伏案工作的人放松脊椎、养护腰椎很有好处。

这个方法最大的功效是鼓动肾气，短时间内使人体内阳气生发起来。长期从事脑力劳动的人都缺乏运动，导致人体阴气过盛，阳气相对不足，于是就会产生乏力、疲劳、健忘等症状，因此，抖肾法很适合现在从事脑力劳动的人，每次抖 3 ~5 分钟，就可以缓解 1 小时连续工作的疲劳。当然，对于中老年人养生来说，这个方法也很适合，按摩肾俞有直接补肾的功效。

在过去，这种运动被誉为中医里的金匮肾气丸，有温补肾阳的功效，是很有效的补肾方法。对肾虚、慢性腰肌劳损、腰椎间盘突出的患者非常有用。有膝关节损伤的朋友，可能无法进行抖肾运动，那就用擦肾代替抖肾。擦肾方法为：将两手搓热后，用掌心上下摩擦腰背肾俞穴周围的区域，每次都要搓至该区域发热，也有类似养生的作用。

运动健肾四大推荐

1 球类运动

室内球类运动项目主要有羽毛球、乒乓球、篮球、台球和保龄球等，不同体质的人应选择不同的球类运动项目。

无论是羽毛球还是乒乓球，都要求在场地上不停地进行脚步移动，跳跃、转体、挥拍，从而增大了上肢、下肢和腰部肌肉的力量，加快了锻炼者全身的血液循环，增强了心血管系统和呼吸系统的功能。长期进行此类锻炼，可使心跳强而有力，肺活量加大，耐久力提高。

此外，这几种运动要求练习者在短时间内对球路做出判断，因此它能提高人体神经系统的灵敏性和协调性。年老体弱的练习者可以根据自己的要求来变换击球节奏，从而达到锻炼身体、延年益寿的功效，既活动了身体，又放松了心情。

不论选择哪种室内运动，都要注意安全，还要根据自己的身体状况和室内环境而定，如患有严重心脏病、高血压、中耳炎、肺结核、急性肾炎的人，就不宜参加游泳运动。运动前，最好请医生开一张运动处方，这样更有把握。对于中老年人，由于其适应能力较差，建议以提高心肺功能的锻炼为主，运动时间最好在晚上 6 ~ 8 点钟。在室内健身时，开始可穿一件外套，随着运动量加大、身体发热，再逐渐减少衣服。对于慢性肾脏病患者来说，室内运动应请医生协助安排。

2 走猫步

走猫步的特点是双脚脚掌呈“1”字形走在一条线上。先迈左脚，脚尖着地之后脚跟随之轻轻落下。左脚落定之后，将身体重心前移，换右脚做相同的动作。走猫步可以间接对会阴穴起到按摩的作用。

会阴穴是人体任脉上的要穴，它位于人体肛门和生殖器中间的凹陷处，是阴经的交会处。人身上的经脉纵横交错，主要的经脉有12条，12条经脉中有3条阴经，即足太阴脾经、足少阴肾经、足厥阴肝经。足少阴肾经直接关系到肾脏的健康状况，若是肾经虚衰，或者肾经不通的话，就会出现一系列肾虚的症状，如腰膝酸软、阳痿、早泄、夜尿频繁等。足太阴脾经和足厥阴肝经也对肾的健康有重要意义。脾胃是化生气血的，肝脏是藏血的，血又可以化生肾精，肾精又储藏到肾脏之中保护肾脏安康。

这3条经脉中的脉气在会阴穴交会，所以会阴穴中的经脉之气比较强。若是肾虚了，对这个穴位进行刺激，能补充肾经中经气的不足，有助于打通肾经，维护肾脏健康。肾脏功能增强，肾精充足，肾虚引发的诸如早泄、遗尿、性功能障碍等症就能一一得到解决。男子经常走猫步，可强壮自己的肾，有助于生殖系统的健康，增强性功能，使夫妻之间的性生活和谐。女子走猫步则有助于缩阴。女子生完孩子之后，阴道就会变得松弛，若在身体恢复正常之后坚持走猫步，阴道松弛就会得到改善。

3 踮脚

平时做踮起脚尖运动，可以锻炼屈肌，还能使三阴经穴位畅通；用脚跟走路则可以锻炼小腿前侧的伸肌，疏通足三阳经穴位。两者交替进行，则有祛病强肾之功效。

对于男性而言，踮着脚小便可以增强肾功能。坚持做踮脚尖运动，还可缓解长期站立而导致的脚痛，辅助治疗慢性前列腺炎、前列腺肥大等病症。对于女性而言，在蹲坐的同时第一、二脚趾用力抓地，可补肾利尿。

对于老年人来说，做踮脚尖运动时一定要注意自身安全，以免因站立不稳而摔倒。对于患严重的骨质疏松症患者来说，不宜做此运动，以免加重病情。

4 摩腰

有一种利用腰部进行强肾护肾的运动，长期坚持，对肾脏有很好的保护作用。

首先，握空拳，将双手拇指外侧紧贴于背后脊柱两侧凹陷处，两手尽量放到同侧腰脊最高位置，以拇指指间关节着力，沿着脊柱两侧，先向下按摩到尾骨部，然后再向上按摩到最高位置，一下一上为1次，反复进行20~40次。然后，将双手大鱼际紧贴于同侧背后腰眼位置，用力向上按摩到最高位置，然后再往下按摩到最低位置，一上一下为1次，反复进行20~30次。最后，用双手大鱼际紧贴腰部肾所在的位置，旋转按摩20~30次。

如果能在茶余饭后进行按摩腰部的运动，就可以疏通筋脉，补肾纳气，有助于增强肾脏功能。

强肾固肾的保健功法

简易养肾功法

对于上班族来说，工作与家务占去了他们的大部分时间，即使有了空闲时间也想好好休息休息，因此他们即使略懂养肾之道，也无法真正去实施。其实，养肾也不一定就非要花费很多时间，在上班之时，在做家务之余，做几个小动作，可以对身体有好处。

(1) 益肾拍打功

站立，调息。以右手空心掌拍打左肩井穴，左手背向前拍打双肾俞穴；左手掌心拍打右肩井穴，右手背向前拍打双肾俞穴；重复12次。拍打时注意穴位位置要准确，拍打力度适中。

肩井穴、肾俞穴是重要的两处穴位，拍打两穴，可收到“开枢纽”功效。在感觉颈肩部疲劳、腰酸背痛的时候，做一下可疏通全身气血，肾俞穴是肾脏之气输注之处，击打按摩可益肾助阳。

（2）强肾操

两足平行，足距同肩宽。目视前方。两臂自然下垂，两掌贴于裤缝，手指自然张开。脚跟提起，连续呼吸 9 次不落地。

再吸气，慢慢屈膝下蹲，两手背逐渐转前，虎口对脚踝。手接近地面时，稍用力抓成拳（有抓物之意），吸足气。

憋气，身体逐渐起立，两手下垂，逐渐握紧。

呼气，身体立正，两臂外拧，拳心向前，两肘从两侧挤压软肋，同时身体和脚跟部用力上提，并提肛，呼吸。以上步骤可连续做多次。

（3）摩腹功

双手放在肚脐旁双侧腹部，轻轻拍打 36 次。然后，用两手手掌和掌根自脐部始，顺时针从升结肠、横结肠、降结肠、乙状结肠部位做按揉法，12 圈。便秘的人按顺时针方向按摩，但如果大便溏泻、拉稀的人，可按逆时针方向按摩。

通过对腹部穴位，如气海、关元、天枢穴及经络的按摩可疏通全身气血，调节胃肠功能。

（4）大雁功

站立，两脚平行分开与肩同宽，两臂置于身体两侧，打开约 45°，掌心向下，五指并拢，口微闭，舌轻抵上腭，眼平视前方，吸气，两手臂侧平举抬高，与头部成 45°，像大雁展翅的样子。呼气，两手臂还原。

此功法可以引导体内经气运行，疏通经络，阴平阳秘，调和气血。常练此功，可起到醒脑健身、益寿延年之功。

（5）梳头功

动作：十指弯曲，吸气时用指尖由玄关（两眉间稍上处）向上沿头部中线，经百会穴，向后推至后发际的风府处。呼气时两手放松，向身体两侧用力甩下。

功效：梳头可以运行气血、调整脏腑，还可起到提神醒脑、荣发固发、促进睡眠、缓解疲劳等作用。

将这些功法全部做完，仅需20分钟左右，做完后身上会微微出汗。但如果没有时间，也可只选择其中几个动作进行。此动作不需要什么场地设施，又节省时间，可以说是最适合工作忙碌的“懒”人了。

太极拳养肾功法

太极拳是我国文化遗产中的瑰宝，它深受国内外群众欢迎。全国已有几千万人在练习打太极拳，美国、加拿大、澳大利亚以及东南亚地区也出现了太极拳热。

太极拳理论与我国“五经”之首的《周易》、道家阴阳学说、中医基础理论有密切的关系。太极拳的实质是调节人体阴阳平衡的运动，把自然界的五方、五时、五气、五化与人体的五脏、五味、五志等用阴阳五行运化机制有机地结合起来，形成了以五脏为主体，顺应五时、五气的，人与自然界相对应的五个功能系统，达到阴阳协调中和，不治已病治未病，治养结合、以养为主的治病健身目的。

太极拳以“掤、捋、挤、按、采、挒、肘、靠、进、退、顾、盼、定”等为基本方法。它的特点为：以柔克刚，以静待动，以圆化直，以小胜大，以弱胜强。动作讲求徐缓舒畅，要求练拳时正腰、收腭、直背、垂肩，有飘然腾云的意境。同时，太极拳还很重视练气，所谓“气”，就是修炼人体自身的精神力，这是太极拳作为内家功夫的特点之一。

太极拳这种运动既自然又高雅，可亲身体会到音乐的韵律、哲学的内涵、美的造型、诗的意境。在高级的享受中，可以预防疾病，又可使身心健康。打太极拳要求宁静自然，可使大脑皮质的一部分进入保护性抑制状态而得到休息。同时，打拳可以活跃情绪，对大脑起到调节作用，而且打得越是熟练，越要“先在心，后在身”，专心于引导动作。这样长期坚持，会使大脑功能得到恢复和改善，消除因神经系统紊乱引起的各种慢性病。

太极拳要求“气沉丹田”，有意地运用腹式呼吸，加大呼吸深度，因而有利于改善呼吸功能和血液循环。另外，通过轻松柔和的运动，可以使年老体弱的人经络舒畅，新陈代谢旺盛，体质、功能得到增强。

目前，很多科研部门正在对太极拳进行研究。通过从生理、生化、解剖、心理、力学等多学科的研究证明，太极拳对防治高血压、心脏病、肺病、肾病、肝炎、关节病、胃肠病、神经衰弱等慢性病有很好的疗效。

瑜伽护肾法

瑜伽这个词，是从印度梵语演变而来的。它的意思是“一致”“结合”或“和谐”。瑜伽是一个非常古老的能量知识修炼方法，是通过提升意识，帮助人们充分发挥潜能的哲学体系及运动体系。

近年来，在世界多个不同地方流行的瑜伽不只是一套流行的健身运动这么简单。有规律的瑜伽练习有助于消除心理紧张、改善因疏忽身体健康或提早衰老而造成的体能下降。长期练习瑜伽姿势、调息法及放松法，还可以起到预防疾病的作用。因为瑜伽练习中有好多体位法，不仅可以促进新陈代谢，加速有害物质的排泄，还能有效地按摩与保养我们的肾脏。

（1）练习瑜伽对肾脏的积极作用。促使肾脏的排泄能力加强。在练习瑜伽的过程中，肾脏排泄代谢的废物像尿素、尿肌酐等就会增加。为了保持身体内环境的稳定，肾脏就必须加速排泄乳酸和脂肪代谢物质，从而保证运动能力。

增强肾脏重吸收的能力。练习瑜伽时排汗量会增加，身体内的水分就会减少。为了保持水分和盐分，肾脏就会增加对这些物质的重吸收。

（2）瑜伽体式。能起到护肾作用的瑜伽体式有蛇式、弓式、双腿背部伸展式等。只要是把身体向前或是向后用力拉伸的体位法，都能刺激肝、肾。

1）蛇式。面朝下趴在地板上，用两手的力量把上半身撑起来，此时两手的手肘不要打死，两肩则放松地拉长着，把脊椎拉长后略向后仰。这个体式一方面可以压迫腹腔的内脏，另一方面可以通过深度的后仰压迫肾脏，刺激血液循环。

2）弓式。俯卧在地面上，头抬向前方，将两手伸到后方抓住向上弯曲的两脚脚踝，再用腹部的力量把两手和两脚向天空拉长。这个动作的重点在于全身只有腹部留在地上，像只张满的弓，因此叫弓式。腹部用力向上抬高，能刺激后腰，刺激肾脏的活化功能。

3）侧弯式。选择两膝并拢，或是两脚张开与肩同宽，甚至两脚交叉夹紧等不同方式站立，再把两手用力向后延展，将上半身平直地倒下，感觉从脚跟到手指尖像条钢丝似的延展开来。依各人柔软度不同，有人可侧身倒下约30°，有人则可达到45°，主要是感觉两侧拉长微微发热。这个体式会拉长和刺激肝与肾附近的肌肉，也可拉长和挤压这些内脏，是最简单有效的护肾动作。

健肾五禽戏

五禽戏又称“五禽操”“五禽气功”等，据说由东汉医学家华佗创制。“健身五禽操，虎鹿熊猿鸟，形神兼具备，长练永不老。”由以上诗句可知五禽戏是由模仿五种动物的动作组成的一种中国传统健身方法。

五禽戏和太极一样讲究“外动内静”“动中求静”“动静兼备”“刚柔并济”“内外兼修”。五禽戏锻炼要做到：全身放松，意守丹田，呼吸均匀，形神合一。练习五禽戏关键在于模仿，五禽戏顾名思义就是模仿五种动物，因此，练虎戏时要表现出威武勇猛的神态，柔中有刚，刚中有柔；练鹿戏时要体现其静谧恬然之态；练熊戏时要在沉稳之中寓有轻灵，将其剽悍之性表现出来；练猿戏时要仿效猿敏捷灵活之性；练鸟戏时要表现其展翅凌云之势，方可形神兼备。练习五禽戏主要运用腰的力量，所以可活动腰肢关节，壮腰健肾，疏肝健脾，补益心肺，从而达到延年益寿的目的。

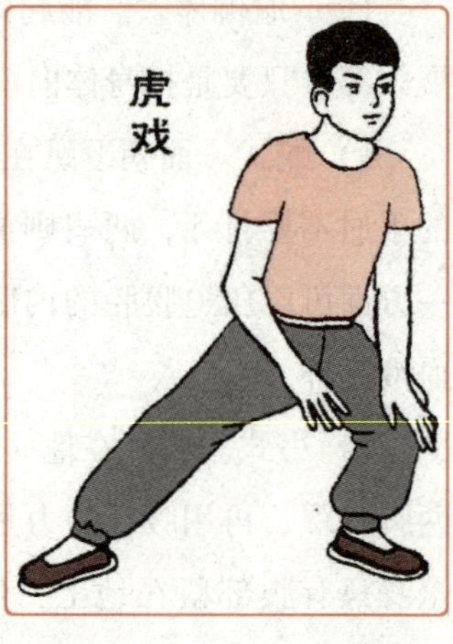

(1) 虎戏

脚后跟靠拢成立正姿势，两臂自然下垂，两眼平视前方。

先来看左式。两腿屈膝下蹲，重心移至右腿，左脚虚步，脚掌点地，靠于右脚内踝处，同时两掌握拳提至腰两侧，拳心向上，眼看左前方。左脚向左前方斜进一步，右脚随之跟进半步，重心在右腿，左脚掌虚步点地，同时两拳沿胸部上抬，拳心向后，抬至口前两拳相对翻转变掌向前按出，高与胸齐，掌心向前，两掌虎口相对，眼看左手。

右式稍有不同，左脚向前迈出半步，右脚随之跟至左脚内踝处，重心在左腿，右脚掌虚步点地，两腿屈膝，同时两掌变拳撤至腰两侧，拳心向上，眼看右前方。如此反复左右虎扑，次数不限。

（2）鹿戏

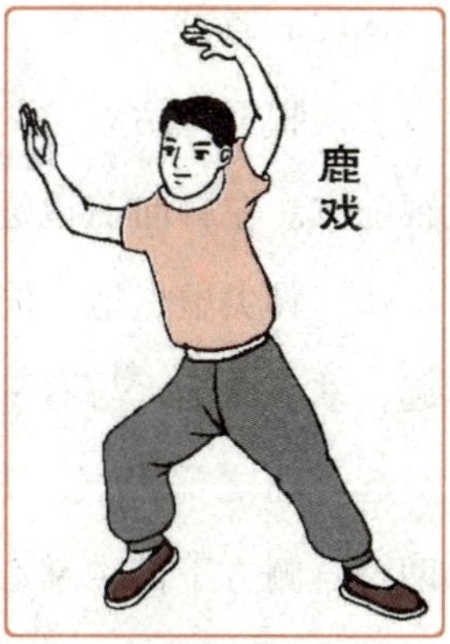

身体自然直立，两臂自然下垂，两眼平视前方。右腿屈膝，身体后坐，左腿前伸，左膝微屈，左脚虚踏；左手前伸，左臂微屈，左手掌心向右，右手置于左肘内侧，右手掌心向左。两臂在身前同时向逆时针方向旋转，左手绕环较右手大些，同时要注意腰胯、尾骶部的逆时针方向旋转，久而久之，过渡到以腰胯、尾骶部的旋转带动两臂的旋转。右式动作与左式相同，唯方向左右相反，绕环旋转方向亦有顺逆不同。

（3）熊戏

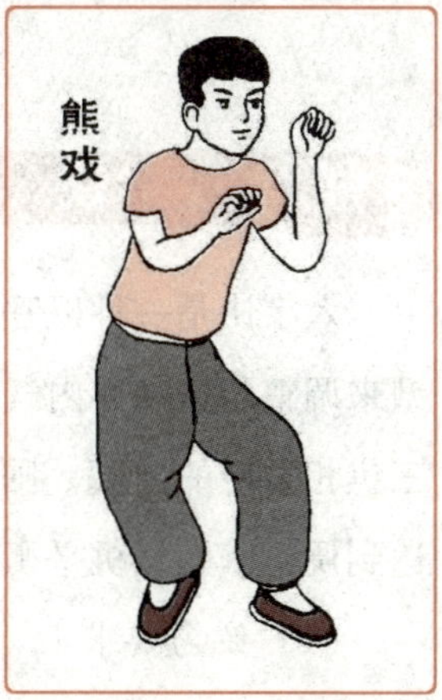

身体自然站立，两脚平行分开与肩同宽，双臂自然下垂，两眼平视前方。先右腿屈膝，身体微向右转，同时右肩向前下晃动、右臂亦随之下沉，左肩则向外舒展，左臂微屈上提。然后左腿屈膝，其余动作与上面左右相反。如此反复晃动，次数不限。

（4）猿戏

脚跟靠拢成立正姿势，两臂自然下垂，两眼平视前方。两腿屈膝，左脚向前轻灵迈出，同时左手沿胸前于口平处向前如取物样探出，将达终点时，手掌撮拢成钩手，手腕自然下垂。右脚向前轻灵迈出，左脚随至右脚内踝处，脚掌虚步点地，同时右手沿胸前于口平处时向前如取物样探出，将达终点时，手掌撮拢成钩手，左手同时收至左肋下。左脚向后退步，右脚随之退至左脚内踝处，脚掌虚步点地，同时左手沿胸前于口平处向前如取物样探出，最终成为钩手，右手同时收回至右肋下。右式动作与左式相同，唯左右相反。

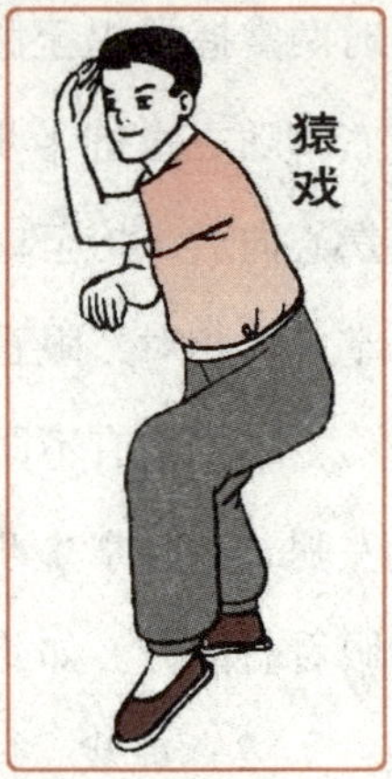

（5）鸟戏

两脚平行站立，两臂自然下垂，两眼平视前方。左脚向前迈进一步，右脚随之跟进半步，脚尖虚点地，同时两臂慢慢从身前抬起，掌心向上，与肩平行，两臂向左右侧方举起，随之深吸气。右脚前进与左脚相并，两臂自侧方下落，掌心向下，同时下蹲，两臂在膝下相交，掌心向上，随之深呼气。右式同左式，唯左右相反。

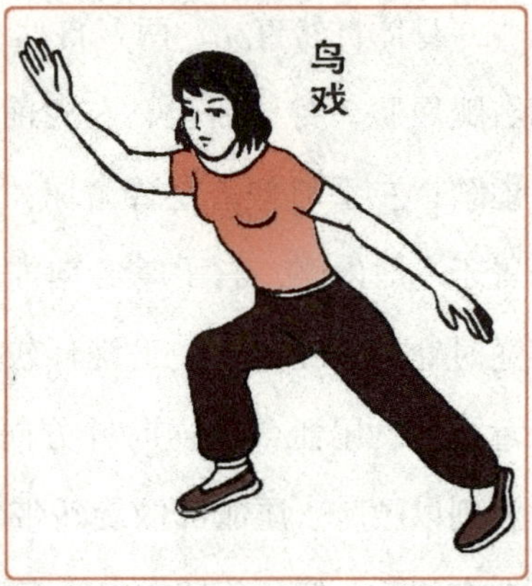

强肾六字诀

六字诀是一种以呼吸吐纳为主要手段的健身方法，其特点是通过读音口型来调整与控制体内气息的升降出入，形成分别与人体肝、心、脾、肺、肾、三焦相对应的“嘘、呵、呼、呬、吹、嘻”六种特定的吐气发声方法，进而达到调整脏腑气机平衡的作用。

（1）练习要求

姿势。可根据各人的喜好，取坐、立、卧位均可。

呼吸。以口呼口吸或鼻吸为主。

意念。根据自己的练功目的，默念相关的字诀。

(2) 预备

姿势。两脚平行与肩同宽，头正项直，百会朝天，内视小腹，轻合嘴唇，舌抵上腭，沉肩坠肘，两臂自然下垂，两腋虚空，肘微屈，含胸拔背，松腰塌胯，两膝微屈，全身放松，头脑清空，站立至呼吸自然平稳。

呼吸法。六字诀功法一律采用顺腹式呼吸，先呼后吸。呼气时读字，同时提肛缩肾（收腹敛臀，二阴微提），重心自然后移至足跟（此为踵息法），注意不要有憋气感。吸气时，两唇轻合，舌抵上腭，全身放松，小腹部自然隆起，空气自然吸入。气吐尽则胸腹空，天空之清气自然由鼻孔吸入，万不可着急，否则吸气时流入经络之气难以下来，留于头部易头晕，留于胸部易胸闷。所以说呼有意、吸无意。无意即保持自然，头脑空，肌肉松，头顶悬则气下沉。六个字均用这种呼吸法。

调息。作用是调整呼吸，恢复自然，稍事休息。每个字读 6 次后调息 1 次，采用自然呼吸法，舌抵上腭（也可采用顺腹式呼吸）。具体做法是：两臂从体侧徐徐抬起，手心向下，待腕与肩平时，以肘为轴使小臂外旋，转至手心向上，随即曲肘使指尖向上，高度不超过眉毛，再向内画弧，两手心转向下，手指相对，然后似按球状由胸前徐徐下落至腹前，两臂自然下垂，恢复预备式。

(3) 练习方法

嘘字功。两唇微合，有横绷之力。舌尖向前伸，舌的两边向中间微微卷起。当念“嘘”字时，两手相叠放于丹田，男左手在下，女相反。两踵着力，足大拇指稍用力，提肛缩肾，以意领气，使肝经之脉气沿肝经循行路线循行，流注入肺经少商穴。

呵字功。口半张，腮用力，舌抵下腭，舌抵顶齿。当念“呵”字时，两臂随吸气抬起，当呼气时两臂由胸前向下按，同时以意领气，由隐白穴内上升，沿脾经路线上入腹里，与冲脉而注入心经，经小肠经，然后沿心经路线循行至中冲穴。

呼字功。嘬口如管状，唇圆如筒，舌放平，向上微卷，用力前伸。当念“呼”字时，手势未动之先，足大趾稍用力。同时以意领气，使脾经之脉气沿本经路线循行散布胸中，转注入心经。随手高举之形而直达小指端。

右手高举，手心向上，左手心下按的同时呼气；再换左手高举手心，右手心下按。

呬字功。两唇微向后收，上下齿相对，舌尖微出，由齿缝向外发音。当念“呬”字时，两臂由中焦向左右展开，以意领气，由大敦穴沿肝经路线循行至胸，出肺系入上臂内侧，过肘渐入于寸口鱼际穴，直达少商穴。呼气尽气达指尖。

吹字功。口微张，两嘴角稍向后咧，舌微向上翘，微向后收，稍有前挺之劲。随吸气之势两臂由肾俞穴上提，经肾经之俞府提至胸前，随即撑圆，指尖相对成抱球状；当呼气念字时，屈膝下蹲，抱球下落，身体尽力保持正直，膝关节的垂线不超过足尖。同时以意领气，使肾经之脉气沿肾经循行、流注入胸中，与任脉、心包经相接，沿心包经路线循行至中冲穴。

嘻字功。两唇微启，微向里叩，舌平伸，舌尖向下，两边微有缩意，上下齿相对但不闭合。两手心回上经由膻中向上托，过头顶，一边托一边呼气后，再由面前顺势下降至丹田。同时，以意领气，使胆经之脉气沿胆经循行交会三焦经，循行至关冲穴。

（4）注意事项。整套功法都从预备式开始，每变换一个字都从预备式起，每次练功时，预备式可多站一会儿，以体会松静自然、气血和顺的状态。当放松之时，头脑松、肩背松、沉肩垂肘、含胸拔背、心空、腹松、腰脊松、臀部松、两腿松、膝松、足部松、五趾松、两臂十指都放松。微觉轻微摇摆，松弛如肉之欲坠，呼吸微绵如安睡状态，再开始练功。

每个人在掌握了功法之后，要根据自己的情况，制订出练功方案和时间，只要树立和疾病做斗争的信心，持之以恒地坚持锻炼，病弱的身体是可以恢复健康的。

第五章

三分钟肾病中药疗法

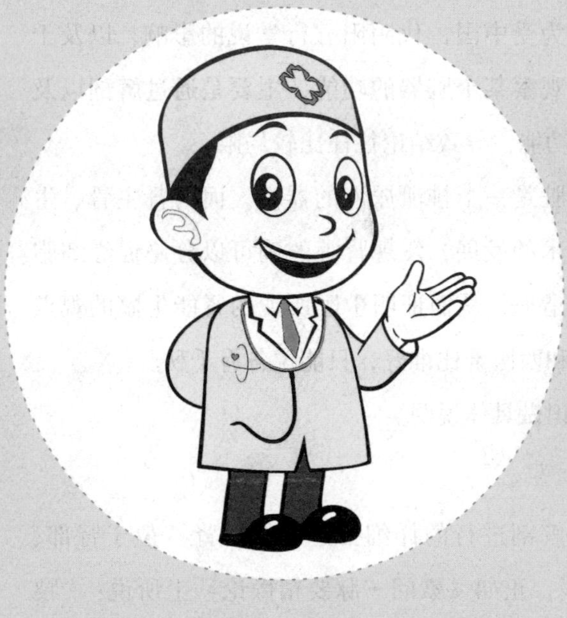

中医治疗肾病的认识

中医如何认识肾

中医对肾脏的认识，与西医既有相同的地方，也有不同的地方。中医认为，肾是人类生命得以延续和维持的重要器官。中医对肾的认识涵盖了现代医学中的泌尿、生殖、血液、内分泌学等多方面内容。如肾藏精、肾主水、主纳气、主骨生髓等。西医则认为，肾就是一个实实在在的主管人体新陈代谢排泄的器官，亦有一些内分泌功能。造成中西医认知差异的主要原因，是两种医学体系对人体的考察方法有很大不同。中医考察人体某个脏器的功能，是从整体的观念出发的，认为肾脏不是一个孤立存在的脏器，而是与身体的其他脏器，以及身体的外表皮肤、四肢骨骼、毛发等有着密切联系的器官。中医之所以发现这些联系，是因为受中国古代阴阳五行学说的影响，以及千百年来细致观察的结果。而西医观察某个脏器的功能，主要是通过解剖以及许多仪器来探讨某一孤立脏器的功能，导致结论往往比较局限。

举个例子，西医最初认为肾脏是一个排泄尿液的器官，而与肾主骨、生髓无关。然而，随着西医检测技术的发展，发现肾脏的确可以分泌促红细胞生长素，可以作用于骨髓，促进造血，从而证明中医所说的肾能生髓的观点是正确的。但这并不能说明中医和西医谁比谁好，只能说各有千秋。

下面就中医对肾脏的基本认识做具体说明。

1 解剖位置

在传统中医学中，有对肾的解剖进行的详细描述，指出肾“位于肾部、脊柱两侧，左右各一，形如蚕豆”，正如《素问 · 脉要精微论》上所说：“腰者，肾之府。”《难经 · 四十二难》亦有“肾有二枚，左右各一”的记载。

2 生理功能与特性

在中医藏象学说中提到肾更是一系列功能的集合，作为五脏中重要的一脏，其为“先天之本”。其功能主要包括以下几个方面：

（1）肾藏精，主生长、发育、生殖。藏精，是肾的主要生理功能，即肾有摄纳、贮存精气的作用。《素问·六节藏象论》上说：“肾者主蛰，封藏之本，精之处也”。肾脏所藏之精，包括先天之精和后天之精，先天之精禀受于父母，《灵枢·决气》提到的“两神相搏，合而成形，常先身生，是谓精”，以及《灵枢·本神》中的“生之来，谓之精”皆指先天之精。后天之精来源于摄入食物，通过脾胃运化生成的水谷之精，故有“肾受五脏六腑之精而藏之”。

肾所藏之精气，具有促进人体生长、发育及具备生殖能力的功能。《素问·上古天真论》论述了肾中精气由未盛到逐渐充盛，由充盛逐渐衰少进而耗竭的演变过程，曰：“女子七岁，肾气盛，齿更发长；二七而天癸至，任脉通，太冲脉盛，月事以时下，故有子；三七肾气平均，故真牙生而长极；四七筋骨坚，发长极，身体盛壮；五七阳明脉衰，面始焦，发始堕；六七三阳脉衰于上，面皆焦，发始白；七七任脉虚，太冲脉衰少，天癸竭，地道不通，故形坏而无子也。丈夫八岁，肾气实，发长齿更；二八肾气盛，天癸至，精气溢泻，阴阳和，故能有子；三八肾气平均，筋骨劲强，故真牙生而长极；四八筋骨隆盛，肌肉满壮；五八肾气衰，发堕齿槁；六八阳气衰竭于上，面焦，发鬓斑白；七八肝气衰，筋不能动，天癸竭，精少，肾脏衰，形体皆极；八八则齿发去。”由此，较为全面地阐明了肾中精气盛衰决定着机体的生、长、壮、老、已。

（2）肾主水。肾主水，是指肾具有主持全身水液代谢以维持平衡的作用，正如《素问·逆调论》称：“肾者水脏，主津液。”肾主水液的作用，主要依靠肾中精气气化蒸腾完成。一方面，肾的阳气把经胃受纳、脾运化、肺宣降的水液蒸腾气化以分清浊，清者濡养机体，浊者排出体外；另一方面，肾司

“尿之开合”，肾与膀胱相表里，《素问·灵兰秘典论》提到：“膀胱者，州都之官，津液藏焉，气化则能出焉。”这里的“气化”指肾对膀胱的气化作用，主管尿液的排泄。故肾中精气的蒸腾气化实际上主宰整个水液代谢，因此说“肾主水”。

（3）肾主纳气。肾主纳气，指肾有摄纳肺气、促进吸清呼浊、防止呼吸表浅的作用。《素问·逆调论》中说：“肾者……主卧与喘。”说明肾与呼吸相关。中医认为，人体的呼吸是经肺吸入清气，在肾的摄纳作用下，下达于肾，完成呼吸过程，使气机调畅，呼吸均匀，纳气功能降低，则呼吸表浅，出现动辄气喘、呼多吸少等表现。

（4）肾主骨生髓，其华在发。肾主骨生髓，是指肾中精气具有促进骨骼发育和滋生骨髓的作用。肾精充足，骨骼得健，则人体骨骼发育正常，骨坚有力；反之肾精虚少，骨髓化源不足，则影响骨骼发育。

中医认为，“齿为骨之余”，牙齿是骨质的延伸，肾精充足，则骨充齿健；反之则牙齿浮动、脱齿等。

“发为血之余”，肾藏精，肝藏血，精生血，血化精，精血互化，称为“肝肾同源，乙癸同源”。而毛发的营养滋润，靠精血的滋养，发的生长脱落、润泽枯槁反映肾中精气的充盈与否，故说“其华在发”。

“脑为髓海，为元神之府”，肾生髓，肾中精气充足，则髓海充盈，精力充沛，思维敏捷；反之，若肾中精气不足，则髓海空虚，出现倦怠神疲、思维迟钝等症。

（5）肾开窍于耳及二阴。耳是听觉器官。听觉的灵敏与否，与肾中精气的盈亏有着密切关系，《灵枢》说：“肾气通于耳，肾和则耳所闻五音矣。”肾中精气充盈，髓海得养，则听觉灵敏；反之，肾中精气虚衰，髓海失养，可见听力减退、耳鸣、耳聋等。

二阴指前阴和后阴，二者负责排尿、生殖和排便功能。尿的排泄在膀胱，但须依赖肾阳的气化才能完成。肾气充足，膀胱开合有度，贮尿排尿功能才正常。

大便的排泄也与肾的气化相关。肾阴为一身阴液之本，肾阴不足，津液亏乏，可致大便秘结，称为“水乏舟停”，治疗当以“增水行舟”；肾阳不足，脾失温煦，运化无力，可致阳虚泄泻或阳虚便秘；肾气不固，失于封藏，可见久泄滑脱等。

（6）肾在液为唾，在志为恐。中医认为，唾为肾之液，唾为肾精所化，常唾久唾易耗伤肾中精气，故有“保唾养精”之说，亦有吞咽唾液以养肾的养生之法。恐则气下，指恐惧过度，可使肾气不固，气泄于下，临床可见二便失禁，或恐惧不解则伤精，见遗精、早泄等。

中医如何治肾病

1 中医如何定义肾脏病

中医将人体中看不到、摸不着的东西定义为阳和虚。将看得到、摸得着的东西定义为阴和实。中医还认为，肾脏是起气化作用的，是将人体中的精华物质气化后升腾至人体的各个部位。所以，中医认为肾脏病就是因气化功能不足而形成的气血、阴阳、虚实不调病。

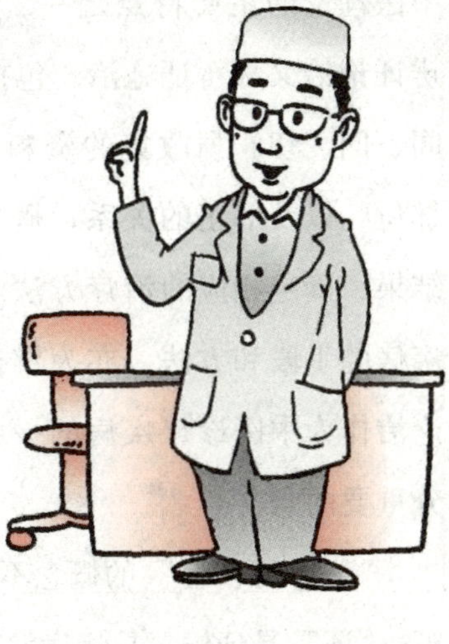

中医上关于肾病的概念，见于《素问·藏气法时论》：“肾病者，腹大胫肿，喘咳身重，寝汗出憎风，虚则胸中痛，大腹小腹痛，清厥，意不乐。”从中我们了解到，肾病的临床表现是：实证可见腹部肿胀、足部及下肢水肿、气喘、咳嗽、身体沉重无力、盗汗、怕风等症状；虚证可见胸腹胀痛、四肢逆冷（手凉过肘、足凉过膝），心中沉闷不乐。可见，中医肾病分为虚实两大症候群，所涉及的中医病证及诊断病名，包括水肿、胸痹、饮证、风水、咳嗽、喘证、肾风、厥证、腰痛、郁证等多种病证，并不是仅限于肾脏本身的病变。

2 中医讲究标本兼治

标、本是相对而言的，是一个相对的概念，有多种含义，可用以说明病变过程中各种矛盾的主次关系。从病因与症状来说，病因是本，症状是标；从疾病先后而言，新病、继发病是标，旧病、原发病是本。阴阳应象大论说，治病必求于本，体现了治病的关键所在，治本才是战胜疾病的保证。标本兼治是中医治疗肾病的基本原则。

一般通过辨别疾病各方面的主次、轻重、缓急来决定治疗的原则。中医古训讲究“标本缓急”，即“急则治其标，缓则治其本”，高度概括了应对疾病发展变化过程中应采取的治疗措施。某些情况下，标病甚急，如不先治其标病，会影响本病的治疗，甚至危及患者的生命，在这种情况下就应采取“急则治其标”的原则，先治其标，后治其本。

3 中医讲究辨证论治

辨证论治是中医认识疾病和治疗疾病的基本原则，是中医学对疾病的一种特殊的研究和处理方法，也是中医最具特色的诊断和治疗方法，也是中医理论的主要特点之一。其突出了个性化的中医思路，强调以人为本。辨证论治又称辨证施治，包括辨证和论治两个过程。辨证是根据四诊（望、闻、问、切）所收集的资料，通过分析、综合，辨清疾病的病因、性质、部位，以及邪正的关系，概括、判断为某种性质的证。论治是根据辨证的结果，确定相应的治疗方法。因此辨证是治疗的前提和依据，论治是治疗疾病的手段和方法，亦为辨证的目的，又是对辨证正确与否的检验。辨证论治作为中医诊疗疾病的一大特色，无论在理论上还是临床上，都具有十分重要的意义。

“证”与“症”的概念不同。“症”是症状，如头痛、恶寒、咳嗽、胸痛等；“证”是证候，是疾病发展过程中某一阶段的各种症状的概括，包括病变部位、原因和性质，以及致病因素与抗病能力相互斗争情况等。它深刻、全面、正确地反映了疾病的本质。

辨证论治不同于“对症治疗”，以及现代医学所说的“辨病治疗”。疾病的不同阶段可出现不同的证候，不同的疾病，也可在其发展过程中出现同样的证候。因此对同一疾病的不同证候，治疗方法有异，如水肿（肾炎）患者，初期发热、恶寒、水肿、小便不利等为“风水证”，治宜宣肺发汗，利水退肿；后期见腰酸、肢冷、畏寒、面白、水肿等为“肾阳虚衰证”，治当温肾扶阳。不同的疾病只要证候相同，便可以采用相同的治法，这就是中医上常说的“同病异治”“异病同治”。

以上两个特点是中医学独有的。随着中医学的不断发展，其内容也将会不断地完善和提高，在防治疾病的实践中也会发挥出更大的作用。

4 中医疗法治肾病

湿、热（寒）、毒、瘀的阻滞和脏腑功能虚损导致肾浊，邪毒的阻滞以蛋白尿、潜血、血肌酐、尿素氮升高为主要表现，虚损以脾虚肾损为主。脾虚肾损是本，蛋白尿、潜血、血肌酐、尿素氮是标。邪聚正散是矛盾的主要方面，由于邪盛是导致肾衰加重的直接原因，故应以祛邪为基本治疗法则，从免疫学角度上讲是促进滞留于肾小球上的免疫复合物的排出，增强肾脏的封藏功能，达到自然修复，排出毒素（肌酐、尿素氮）的同时，尿中蛋白、潜血、管型等逐步消失。它们之间又有相辅相成、相互依存的辩证关系。因此，降浊解毒、健脾益肾是整个病程的治疗原则。

降浊还原疗法是从肾病、尿毒症的病因病机出发，采用标本兼顾、辨证综合施治的思路，改进了传统中医上采用的活血化瘀、养阴益气等单一疗法，纠正了西医界治标不治本的透析疗法。方中不采用中医临床习用的木通、大黄、半夏等有损气血之药，做到方剂辨证，方证对应，较之认为慢性肾衰是肾阳虚，并力主温阳的治则；较之以西医界透析疗法，均是一个较大的进步。

中医辨证论治常见肾病

急性肾炎的辨证论治

慢性肾炎的主要临床特点是水肿、蛋白尿或有高血压，病程绵长，迁延不愈。本病属中医“风水”“水肿”“血尿”等范畴，一般中医认为，本病主因与寒湿的侵袭有关。寒湿可致身体沉重，腹大胫肿。本病的治疗，应辨证与辨病相结合，主要是祛风行水、通阳利水、清热消肿、滋阴补肾、健脾利湿、活血凉血等，必要时采用中西医结合治疗。

1 急性期

风寒束肺，风水相搏证

证候：恶寒发热，且恶寒较重，咳嗽气短，面部水肿，或有全身水肿，皮色光泽；舌质淡，苔薄白，脉浮紧或沉细。

治法：疏风散寒，宣肺行水。

常用药物：麻黄、杏仁、桂枝、白术、茯苓、猪苓、泽泻、炙甘草。

风热犯肺，水邪内停证

证候：发热而不恶寒，或热重寒轻，咽喉疼痛，口干口渴，头面水肿，尿少色赤；舌质红，苔薄黄，脉浮数或细数。

治法：散风清热，宣肺行水。

常用药物：麻黄、石膏、甘草、大枣、白术、浮萍、泽泻、茯苓、生姜。

热毒内侵，湿热蕴结证

证候：皮肤疮毒未愈，或有的疮疡已结痂，面部或全身水肿，口干口苦，尿少色赤，甚则血尿；舌质红，苔薄黄或黄腻，脉滑数或细数。

治法：清热解毒，利湿消肿。

常用药物：麻黄、杏仁、连翘、赤小豆、金银花、野菊花、蒲公英、紫花地丁、紫背天葵、甘草、生姜、大枣。

脾肾亏虚，水气泛溢证

证候：下肢水肿，按之凹陷不起，身重，脘痞腹胀，胃纳欠佳，腰酸尿少，气短乏力；舌淡，苔白腻，脉濡缓。

治法：健脾渗湿，通阳利水。

常用药物：桑白皮、陈皮、生姜皮、大腹皮、茯苓皮、桂枝、白术、猪苓、茯苓、泽泻、椒目、防己。

肺肾不足，水湿停滞证

证候：疲倦乏力，下肢水肿，腰酸尿少，咽部暗红，或低热；舌偏红，苔少，脉细或细数。

治法：益气扶正，利水消肿。

常用药物：防己、黄芪、白术、牛膝、杜仲、山药、甘草、生姜、大枣。

2 恢复期

脾气虚弱证

证候：倦怠乏力，胃纳呆滞，面色萎黄；舌质淡红，苔白，脉细弱。

治法：健脾益气。

常用药物：人参、白术、茯苓、甘草、山药、莲肉、扁豆、砂仁、薏苡仁、桔梗、陈皮。

肺肾气阴两虚证

证候：低热咽干，咳嗽痰少，神倦头晕，腰膝酸软，手足心热；舌尖红，苔薄少，脉细或细数。

治法：补肺肾，益气阴。

常用药物：党参、黄芪、熟地、泽泻、山药、丹皮、山萸肉、生地、麦冬、贝母、百合、当归、白芍、玄参、桔梗。

慢性肾炎的辨证论治

慢性肾小球肾炎属于中医学“腰痛”“淋证”等多种疾病范畴。本病病程长，可表现为蛋白尿、血尿、管型尿等，以及不同程度高血压、水肿和缓慢进行性肾功能损害。推究其病因病机不外乎两种，一是外邪侵袭，二是脏腑虚损。中医讲究辨证施治，对慢性肾炎患者，通常是分型而治。慢性肾炎分为阴虚、阳虚、气血两虚等多种类型。对阴虚型的慢性肾炎患者，滋阴补肾是最主要的；对阳虚型的患者则以补肾助阳为主。

中医辨证论治主要分为以下几种类型：

水湿浸渍型

证候：水肿明显，面色苍白，神倦，怕冷，腰酸伴胸闷、腹胀，小便不利，脉沉弦，苔薄舌胖等。

治法：宣肺、健脾、行水。

常用药物：麻黄、桑白皮、白鲜皮、白术、防风、防已、陈皮、云苓皮、大腹皮。

脾肾亏虚型

证候：水肿较轻，尿量不少，神疲乏力，头晕耳鸣，腰酸腰痛，进食减少，腹泻，舌淡苔薄，脉沉细。

治法：温肾利水，益气健脾。

常用药物：紫苏、黄芪、苍白术、防己、云苓皮、陈皮、赤小豆、熟附子、紫皮大蒜5枚。

上盛下虚型

证候：头晕头痛，耳鸣目眩，水肿不著，腰酸，苔薄黄或薄白，脉细弦或弦数。

治法：滋阴潜阳。

常用药物：黄精、玄参、桑葚、川芎、黄芩、炙龟板、知母、黄柏、青木香、杜仲、桑寄生、牡蛎。

肾病综合征的辨证论治

肾病综合征不是一个独立性疾病，是一组临床症候群。其临床表现以“三高一低”——高度水肿、高蛋白尿、高血胆固醇和低血浆蛋白为特征。

1 风水外袭

证候： 先见眼睑及颜面水肿，然后可波及全身，肢节酸重，小便不利。兼风寒证者见恶风寒，鼻塞，咳嗽，苔薄白，脉浮而紧；兼风热证者见发热，头痛，咽部红肿疼痛，舌红苔黄，脉浮数。

治法： 祛风利水、行湿。兼风寒者祛风寒，兼风热者祛风热。

常用药物： 麻黄、杏仁、大腹皮、生姜皮、茯苓皮、陈皮、桑白皮、石膏、连翘、赤小豆。

麻黄、石膏辛凉宣达为君药，以祛在表之风热；连翘、赤小豆帮助君药辛凉解表为臣，以清上通下，淡渗利湿，使积聚之水液表里分消；生姜宣肺解表以行水；大枣、甘草补益脾肺，使中焦健旺，营卫调和，结散阳通，微微汗出，风水随汗而解，小便自利，肿自消失。若口不渴，水钠潴留过甚，去石膏加茯苓皮、冬瓜皮以利小便；尿蛋白太多，可加等剂量熟地、苏叶以塞源固流。若伴咽喉肿痛，去生姜加牛蒡子、射干、黄芩、板蓝根清肺经郁热。

2 湿热中阻

证候： 遍身水肿，皮色润泽光亮，腹胀痞闷，烦热口渴，大便干结，小溲短赤，或皮肤有疮疡疖肿，舌红，苔黄或腻，脉滑数。

治法： 分利湿热，利水消肿。

常用药物： 羌活、秦艽、椒目、木通、槟榔、商陆、泽泻、茯苓皮、大腹皮、赤小豆、生姜皮。方中羌活、秦艽疏风解表，胜湿于上；大腹皮、茯苓皮、生姜皮协同羌活、秦艽去除肌肤之水；泽泻、木通、椒目、赤小豆协助商陆、槟榔通利二便，攻逐渗利，前后分消，导湿热于下。若腹满不减，大便仍不通者，可合己椒苈黄丸，倍大黄，加汉防己、葶苈子以助攻泻之力。热毒炽盛，或使用激素治疗后，伴有皮肤疮疡热肿、白细胞增高者，可加银花、连翘、露蜂房，或紫花地丁、蒲公英、蛇舌草等清热解毒药。

3 瘀血内阻

证候： 面浮肢肿，迁延日久，肌肤甲错，或现红丝赤缕，瘀点瘀斑，或腰痛尿赤，舌淡或红，舌边有瘀点，舌下筋系瘀紫，苔薄黄或腻，脉细涩。血脂增高。

治法： 益肾行瘀。

常用药物： 熟地、桃仁、红花、当归、川芎、白芍。桃仁、红花行瘀阻，通肾络；可加丹参、益母草行瘀消水，改善肾血流量；兼肾气不足者，酌加黄芪、枸杞、仙灵脾；肝肾阴虚者加生地、女贞子、知母；热毒炽盛者加金银花、紫花地丁等。

4 脾肾阳虚

证候： 面浮身肿，腰以下尤甚；面色苍白，形寒肢冷，遍身悉肿，按之没指，甚可伴胸腹水，乃至胸闷气急，小溲短少，大便溏薄，纳差腹胀，舌淡体胖，苔白或腻，脉沉细。

治法： 温补脾肾，通阳利水。

常用药物： 炮附子、草果仁、干姜、白术、槟榔、厚朴、白芍药、木香、大腹皮、木瓜、茯苓、生姜皮、大枣、炙甘草。方中干姜、附子、草果仁温阳散寒，白术、茯苓、炙甘草、大枣健脾补气，大腹皮、生姜皮、茯苓、木瓜利水去湿，木香、厚朴、槟榔理气行水，白芍和营敛阴、滋化水源、通调水道。两方共奏脾肾双温、利水消肿之效。阳虚水泛，喘促不能平卧，病情急迫者，合己椒苈黄丸攻逐水湿，以助阳气伸展。

5 肝肾阴虚

证候： 水肿不甚，但口干，咽喉干痛，头目昏眩，性情急躁，腰酸尿赤，或潮热盗汗，舌红少苔，脉细弦数。常见于肾病综合征恢复期，或使用激素的过程中。

治法： 滋补肝肾，兼化水湿。

常用药物： 女贞子、旱莲草、枸杞子、熟地黄、益母草、菊花、丹皮、山茱萸、茯苓、泽泻、淮山药。方中地黄、山茱萸、山药、枸杞子、甘菊花、女贞子补肝肾、滋化源；丹皮、旱莲草行水道、消水肿。病久兼肾气不足，重用黄芪30～50克，益气补肾兼消除尿蛋白；水肿明显者，加车前子、赤小豆利水消肿；兼瘀血者，加丹参、益母草；兼肉眼或镜下血尿者，加小蓟炭、白茅根、紫草耳、茜草以凉血止血。血压高者，加天麻、钩藤、石决明等平肝潜阳熄风药。

6 正气衰惫，浊毒内留

证候：面色萎黄或黧黑，眼睑虚浮，神疲乏力，语音低怯，胸腹痞闷，呕吐厌食，口中有尿臭味，或小溲短少，夜尿反多，甚则昏愦、抽搐、瘙痒，黑粪，舌淡无华，苔腻或腐，脉细或滑，按之无力。血中尿素氮、肌酐明显增高，血红蛋白降低。肾穿刺活检多见于弥散性肾小球硬化、间质纤维化。临床出现慢性肾衰竭尿毒症的表现。属于肾病综合征长期不愈，发展至晚期。

治法：温脾，益肾，泄浊。

常用药物：附子、人参、干姜、生大黄、丹参、吴茱萸、黄连、六月雪、蚕沙、甘草。参附温补脾肾，吴茱萸、黄连通降气机，六月雪、蚕沙除湿宣痹，丹参养血行瘀，大黄泄浊解毒。复用清热解毒、活血泄浊、疏理气机之灌肠液，希冀正复邪泄，增强药效。若呕吐不止者，加黄连、苏叶；黑便者，加三七或云南白药；昏愦者，加郁金、石菖蒲；抽搐者，加牡蛎、鳖甲、龟板；气急不得卧时，加葶苈子，增加大黄用量。

温馨提示

以上临床辨证分型证治并不是十分完备，虽然对临床具有实际指导意义，但不能包罗千变万化的临床实际情况。辨证分型不可分得太细，否则会让临床医生无所适从，但又不能分型太粗，仅分阴阳虚实，不辨脏腑，也不能指导临床。所以，要注意辨证与辨病相结合，这样针对性更强，临床疗效更突出。

IgA 肾病的辨证论治

IgA 肾病是一种复杂的免疫相关性的、以 IgA 或以 IgA 为主的免疫复合物在肾小球沉积并伴有各种病理损伤的肾小球肾炎。其临床表现多种多样，发病患者以血尿最为多见，可伴有不同程度的蛋白尿和肾功能受损。IgA 肾病在中医学中无此病名。根据其临床表现、理化检查特点及病程的发展与转归，可归属于中医的“尿血”“腰痛”“虚劳”等范畴。其病性多属本虚标实、虚实夹杂之证。本虚主要是肾阴虚和气阴两虚。标实为外感湿热、瘀血等。其病机多为阴虚—气阴两虚—阴阳两虚转化的过程。临床经验表明，分阶段进行辨证论治更切合临床实际，且获得良好的治疗效果。

1 急性发作期

上感风热

证候： 发热，咽痛，咳嗽，咯吐黄痰，腰酸腰痛，轻度水肿，小便黄赤，尿血，舌质红，苔薄黄，脉浮滑数。

治法： 清热化痰，凉血止血。

常用中药： 桑皮、白皮、半夏、苏子、杏仁、贝母、山栀、黄芩、黄连。

湿热下袭

证候： 胸脘痞闷，恶心纳差，泻下不爽，肛门灼热，尿赤、尿血、小便不爽，腰酸肢重，舌质红，苔黄腻，脉滑数。

治法： 清热利湿，祛痰止血。

常用药物： 川连、竹茹、枳实、半夏、陈皮、甘草、生姜、茯苓。

2 慢性进展期

阴虚痰湿

证候： 小便黄赤或镜下血尿或尿浊，腰膝酸软无力，形体消瘦，五心烦热，面赤颧红，口干咽燥，舌淡红，苔薄黄或少苔，脉弦细数，或细而无力。

治法： 滋阴降火，软坚化痰。

常用药物： 茯苓、白术、椒目、木防己、葶苈、泽泻、甘遂、赤小豆、前胡、芫花、桂心、芒硝。

阳虚痰泛

证候： 尿赤或镜下血尿，或有蛋白尿，神疲乏力，面色无华、纳食不香，四肢不温，大便稀溏，舌质淡，苔薄白，脉濡细。

治法： 温阳化痰，固精止血。

常用药物： 茯苓、甘草、干姜、细辛、五味子。

痰瘀互结

证候： 尿血不断，或有蛋白尿，腰部刺痛，部位固定，面色晦暗，唇色青紫，妇女伴有痛经、闭经、经行不畅、经色紫暗或有块，舌质淡暗，有瘀斑或瘀点，脉细涩。

治法： 软坚散结，活血化瘀。

常用药物： 桃仁、红花、怀牛膝、川芎、柴胡、赤白芍、枳壳、东北人参、天麦冬、五味子、玄参、生地。

肾盂肾炎的辨证论治

肾盂肾炎有急性与慢性之分。对急性肾盂肾炎及时治疗可治愈，且预后良好。在此期间可多饮水，每日2升以上，以增加排尿量，冲洗掉膀胱、尿道内的细菌。积极寻找并去除炎性病灶，保持大便通畅。若急性肾盂肾炎久治不愈或反复发作，迁延一年以上，可转为慢性肾盂肾炎。慢性肾盂肾炎的治疗相当棘手，可逐渐演变成慢性肾功能不全。在各种可以导致慢性肾功能不全的疾病中，慢性肾盂肾炎仅次于慢性肾炎而排在第二位，因此，对于本病的防治应高度重视。

中医博大精深，对肾盂肾炎的治疗有独特的辨证方法。我们知道，肾盂肾炎是一种细菌感染性疾病，以女性多见，属中医淋证范畴，分急性和慢性两种。中医对于肾盂肾炎的辨证方法，对肾盂肾炎的治疗能起到很大的作用。在急性发作阶段，中医辨证多以邪实为主，其病因病机为湿热蕴结，下注膀胱，致膀胱气化不利，治当清利湿热；慢性期多为脾肾亏虚，兼有湿热留恋，多属虚实夹杂，治当通补兼施。

1 急性期

急性期包括急性肾盂肾炎及慢性肾盂肾炎急性发作期。临床一般起病急骤，突然畏寒或寒战，随即发热，体温38.5～39.5℃，以实热证型多见，时有头痛、恶心呕吐、腰痛，尿化验白细胞增多，具有膀胱刺激征的特征，属湿热蕴结导致的实热证。在辨证治疗中，常根据临床表现的不同，采用如下分型：

膀胱湿热型

证候：小便淋漓涩痛，小腹拘急，腰痛或发热恶寒，舌苔黄腻或白厚，脉滑数或濡数。

治法：治宜清利膀胱湿热。

常用药物：常用蒲公英、石苇、败酱草、半枝莲、苦参、黄柏、马齿苋、白花蛇舌草、萹蓄、金银花、炒栀子、灯心草、竹叶等。

肝胆湿热型

证候：除小便淋漓刺激证外，患者常伴有寒热往来、恶心欲吐、口苦肋疼、头目眩晕、腰痛、纳呆、少腹胀满，舌红苔黄、脉弦数。

治法：治宜清利肝胆湿热，通淋利尿。

常用药物：柴胡、胆草、炒山栀、黄芩、生地、泽泻、半夏、车前子、蒲公英等。

心火亢盛型

证候：证除尿路刺激症状外，尚有尿痛、点滴难下，伴有口舌生疮、心烦，舌尖红、苔黄，脉弦细数。

治法：治宜清心泻火解毒，导湿通淋。

常用药物：生地、竹叶、木通、甘草、萹蓄、石苇、蒲公英、白花蛇舌草、半枝莲、白茅根等。若尿血重，可重用小蓟饮子加减。

湿困三焦型

证候：除尿路有刺激症状外，可见身重疼痛、口干不欲饮、胸闷纳呆、腰痛，舌苔白腻或黄腻，脉滑数或濡数。

治法：治宜宣利三焦，清利湿热。

常用药物：多用白蔻仁、炒杏仁、薏苡仁、竹叶、厚朴、木通、滑石、蒲公英、炒栀子之类。

2 慢性期

慢性肾盂肾炎是由急性肾盂肾炎久治不愈或反复发作转变而来，病程较长，治疗也较为困难。患者一般没有特别明显的临床症状，只是在尿液检查时发现异常。有时可以出现急性肾盂肾炎的症状。大部分患者表现出全身虚弱，消瘦以及食欲不振等；有些患者长期腰痛，疼痛的性质一般是隐隐作痛。根据临床的不同表现，可分为如下类型：

肝肾阴虚，湿热内蕴

证候：证见腰痛、尿频、尿痛，常伴有低热、手足心热、头目眩晕、耳鸣、腰痛乏力、失眠多梦、盗汗、梦遗或月经不调，舌红苔少，脉沉细。

治法：治宜滋阴清热，利尿通淋。

常用药物：常用生地、丹皮、山药、泽泻、茯苓、山萸肉、枸杞子、知母、黄柏、女贞子、金银花、蒲公英、败酱草等。

脾肾气虚，湿热未清

证候：证见尿频、尿急、血尿、小便余沥不尽，气短乏力、腹泻、小腹坠胀，动则汗出，双下肢水肿，舌苔薄白，脉细弱。

治法：益气补肾，佐以清热通淋。

常用药物：常用黄芪、党参、炒山药、白术、当归、生地、山萸肉、枸杞子、茯苓、黄柏、石苇等。

气阴两虚，余邪未尽

证候：在急性期症状缓解后，余邪未清，病情缠绵，反复发作，常因久用利湿药耗阴伤气，这时尿路刺激症状不明显，但腰酸胀痛，小便黄赤，余沥不尽，脉沉细或细数。

治法：治则应益气养阴，佐以清利。

常用药物：常用太子参、麦冬、天冬、五味子、生地、丹皮、枸杞、山萸肉、蒲公英、石苇、双花、白花蛇舌草等。

慢性肾功能不全的辨证论治

慢性肾功能不全是慢性肾脏病的晚期临床综合征，是由各种慢性疾病造成的肾单位明显减少，使机体在排泄代谢产物，调节水、电解质和酸碱平衡等方面出现紊乱产生的一系列临床症状。本病属于中医学中“水肿”“癃闭”“关格”“腰痛”“虚劳”等范畴。本病病情严重，治疗比较棘手，预后较差，死亡率高。凡是已经被诊断为慢性肾功能不全的患者，都应高度重视，积极治疗。

1 本虚证

脾肾气虚证

证候：倦怠乏力，气短懒言，纳呆腹胀，腰酸膝软，大便溏薄，口淡不渴，舌淡有齿痕，苔白或白腻，脉象沉细。

治法：补气健脾益肾。

常用药物：人参、白术、茯苓、炙甘草、陈皮、半夏。

脾肾阳虚证

证候：面色白或黧黑晦暗，下肢水肿，按之凹陷难复，神疲乏力，纳差便溏，或五更泄泻，口黏口淡不渴，腰膝酸痛，或腰部冷痛，畏寒肢冷，夜尿频多清长，舌淡胖嫩，齿痕明显，脉沉弱。

治法：温补脾肾。

常用药物：熟地黄、山茱萸（制）、牡丹皮、山药、茯苓、泽泻、肉桂、制附子、牛膝、车前子。

气阴两虚证

证候：面色少华，神疲乏力，腰膝酸软，口干唇燥，饮水不多，或手足心热，大便干燥或稀，夜尿清长，舌淡有齿痕，脉象沉细。

治法：益气养阴，健脾补肾。

常用药物：党参、生黄芪、生地、山萸肉、山药、丹皮、茯苓、泽泻、桂枝、炙附子。

肝肾阴虚证

证候：头晕头痛，耳鸣眼花，两目干涩，或视物模糊，口干咽燥，渴而喜饮，或饮水不多，腰膝酸软，大便易干，尿少色黄，舌淡红少津，苔薄白或少苔，脉弦或细弦，常伴血压升高。

治法：滋肾平肝。

常用药物：熟地黄、山茱萸（制）、山药、牡丹皮、茯苓、泽泻、枸杞子、菊花。

阴阳两虚证

证候：浑身乏力，畏寒肢冷，或手足心热，口干欲饮，腰膝酸软，或腰部酸痛，大便稀溏或五更泄泻，小便黄赤或清长，舌苔白，舌胖润有齿痕，脉沉细，全身虚弱症状明显。

治法：温扶元阳，补益真阴。

常用药物：鹿（可用人工饲养或其他非国家保护动物）1只（将鹿肉加酒煮熟，将肉横切，焙干为末；取皮、肚杂洗净入原汤熬膏，和药末为丸；其骨须酥炙，为末，和肉末、药末一起，加炼蜜），人参，白术（炒），茯苓，炙甘草，当归，川芎，生地黄，熟地黄，黄芪（蜜炙），天门冬，麦门冬，枸杞，杜仲（盐水炒），牛膝（酒拌蒸），山药（炒），芡实（炒），菟丝子（制），五味子，锁阳（酒拌蒸），肉苁蓉，破故纸（酒炒），巴戟肉，葫芦巴（酒拌蒸），川续断，覆盆子（酒拌蒸），楮实子（酒拌蒸），秋石，陈皮，川椒（去目，炒），小茴香（炒），沉香，青盐。

2 标实证

湿浊证

证候：恶心呕吐，胸闷纳呆，或口淡黏腻，口有尿味。

治法：和中降逆，化湿泄浊。

常用药物：半夏、生姜、茯苓。

湿热证

证候：中焦湿郁化热常见口干口苦，甚则口臭，恶心频频，舌苔黄腻。下焦湿热可见小溲黄赤或溲解不畅，尿频，尿急，尿痛等。

治法：中焦湿热宜清化和中；下焦湿热宜清利湿热。

常用药物：中焦湿热者用川连、竹茹、枳实、半夏、陈皮、甘草、生姜、茯苓。下焦湿热用苍术（炒）、黄柏（炒）。

水气证

证候：面肢水肿或全身水肿，甚则有胸水、腹水。

治法：利水消肿。

常用药物：陈皮、茯苓皮、生姜皮、桑皮、白皮、大腹皮。

血瘀证

证候：面色晦暗或黧黑，或口唇紫暗，腰痛固定，或肢体麻木，舌紫暗或有瘀点、瘀斑，脉涩或细涩。

治法：活血化瘀。

常用药物：当归、熟地、川芎、白芍、桃仁、红花。

● 肝风证

证候：头痛头晕，手足蠕动，抽搐惊厥。

治法：镇肝熄风。

常用药物：天麻、钩藤、石决明、山栀、黄芩、桑寄生、怀牛膝、夜交藤、益母草、杜仲。

温馨提示

慢性肾功能不全是一种常见肾病，困扰着很多人，尤其是一些老年朋友。为了使治疗效果达到最佳，慢性肾功能不全患者不仅要加强自我保健，锻炼身体，增强抗病能力，还要及时治疗上呼吸道感染，清除感染灶。对于慢性肾功能不全的治疗，患者要重视治疗原发病、糖尿病、系统性红斑狼疮、高血压等，同时也要防止药物对肾脏的损害。

中医药对肾病的治疗

常见肾病的单方、验方

1 什么是单方、验方？

单方、验方是根据患者病情来针对治疗的药方。单方是指民间流传对某种疾病常用的药方，一般药味简单，多能就地取材，便于应用。验方是指经临床实践检验确实有效的方剂。单方、验方的药物组成是固定的，主要是针对某一症状，不一定适合每一个患者。民间单方和验方有简、便、廉、验和易的特点，即使在医学高度发达的今天，亦不可偏废。

就疗效而言，单方、验方的针对性比较强，一般是针对某一症状的，如针对多尿、血尿的方子等。而由中医辨证施治所开的处方，是经过医生全面的考虑后决定的，因而在治疗上也较为全面，是针对症状多或有病根的。

从服药时间的长短来说，单方、验方一般是在取得疗效后即停止服用，这是因为单方、验方不具有全面的疗效，因而解除症状后就应停止服药，多服也无用。

2 各种肾病症状的单方、验方

下面就肾病的常见症状，如水肿、多尿、血尿、蛋白尿、高血压等提供一些单方、验方，患者可根据自身情况选择服用。

利尿消肿的单方、验方

处方1

组成：鲜玉米须90克。

用法：煎水代茶饮。

适应证：一切肾病所致的水肿。

处方2

组成：益母草、白茅根各30克。

用法：水煎，分2次服，每日1剂。

适应证：一切水肿。

处方3

组成：蝼蛄4只（焙干），砂仁15克（焙干）。

用法：共研末，以酒调服或温黄酒送服，每日2次。

适应证：用于周身水肿。

处方4

组成：葫芦壳30克，冬瓜皮、西瓜皮各15克。

用法：水煎服。

适应证：用于肾炎水肿。

处方5

组成：金钱草、车前子各30克。

用法：水煎服，每日1剂，分3次服。

适应证：尿少及尿路结石所致水肿。

处方6

组成：姜皮6克，冬瓜皮、车前草各15克。

用法：水煎服。

适应证：用于肾炎、小便少。

处方7

组成：益母草90~120克。

用法：水煎后分2~3次服或代茶饮。

适应证：尤宜于肾炎之高血压、水肿者。

处方8

组成：鲜葫芦瓜1个。

用法：将鲜葫芦瓜捣烂绞汁，用蜂蜜调服，每次1杯，每日2次，或用葫芦瓜煮汤。

适应证：用于尿路结石。

处方9

组成：牵牛子1克，车前子、牛蒡子各10克。

用法：将上药研磨成粉末，每日服2剂，分2次服。

适应证：水肿严重，或是有腹水者。

处方10

组成：椒目60克，车前子、葶苈子各30克。

用法：将上药研成粉末，和入大枣肉，做成药丸。每次服3~6克，每日服2次。

适应证：水肿严重，兼有胸水或气喘者。

处方11

组成：玉米须、西瓜皮、赤小豆、冬瓜皮各10克。

用法：水煎代茶饮。

适应证：周身水肿，兼有大便稀溏者。

治疗多尿的单方、验方

处方1

组成：核桃肉15克，益智仁12克，淮山药18克。

用法：水煎，分3次服，每日1剂。

适应证：小便频数且清长，或夜间尿多。

处方2

组成：炒淮山药24克，益智仁15克，五味子9克。

用法：水煎，早晚空腹服用，每日1剂。

适应证：尿频量多，气短乏力，夜间尿多。

处方3

组成：菟丝子12克，桑螵蛸、覆盆子各10克，五味子9克。

用法：水煎，分3次服，每日1剂。

适应证：尿频量多，夜间尿多，气短乏力。

处方4

组成：葵花根150克。

用法：水煎，清晨服。

适应证：多尿者。

处方5

组成：补骨脂、茴香各300克。

用法：将以上两药研成碎末，兑入适量黄酒，做成药丸，每丸如梧桐子大，每日服用50丸，临睡前服用。

适应证：治疗小便多而无度，夜尿过多，腰酸背痛者。

处方6

组成：鹿角霜100克。

用法：将鹿角霜研成粉末。每次服10克，每日服2次。

适应证：年老体弱夜尿过多者。

处方7

组成：雄鸡肠一具。

用法：洗净鸡肠，在瓷瓦上焙干，研成粉末冲服或用水煮汁饮用。分3次在1日内服尽。

适应证：尿失禁。

治疗血尿的单方、验方

处方1

组成：白茅根20～30克，荠菜30克。

用法：水煎服。

适应证：尿血属湿热者。

处方2

组成：藕节、仙鹤草、鲜苋菜根各30克。

用法：水煎服。

适应证：尿血属热毒者。

处方3

组成：车前草、旱莲草各30克。

用法：水煎服。

适应证：尿血属阴虚火旺者。

处方4

组成：党参、黄芪、大蓟、小蓟各20克，阿胶15克（另烊）。

用法：水煎服。

适应证：尿血属气虚者。

处方5

组成：金樱子、芡实各15克，山药30克，糯米100克。

用法：先将金樱子水煮去渣，再加入山药、芡实、糯米煮粥食用。每日1剂，分2次服。

适应证：脾肾双亏型血尿。

处方6

组成：核桃仁、白糖各500克。

用法：先将核桃仁用热油炸，凉后捣碎备用。将白糖放入锅内加少量水，以小火熬并不停炒至拉丝时，停火倒入碎核桃仁翻匀，趁热压平并切成块。每日服50克，7日为1个疗程，服1~2个疗程。

适应证：血尿，肾结石。

治疗蛋白尿的单方、验方

处方1

组成：芡实30克。

用法：将芡实提前浸泡1小时，然后加水用大火煮开，再用小火煎煮至芡实软烂即可。每日1剂，分2次服用。

适应证：各类肾病引起的蛋白尿。

处方2

组成：生黄芪、蛇舌草各30克，太子参、茯苓、白英、石苇、丹参各20克，苍术、白术、桑寄生、枸杞子各10克，益母草15克。

用法：每日1剂，水煎服，3个月为1个疗程。

适应证：慢性肾炎引起的蛋白尿。

处方3

组成：生地黄、知母、女贞子、枸杞子各10克，墨旱莲、大蓟、小蓟各12克，白术、仙鹤草各20克，赤芍6克，白茅根30克，益母草15克。

用法：水煎，每日1剂，分2次服。一般以2周为1个疗程。

适应证：用于急性肾炎恢复期血尿。

处方4

组成：鱼腥草、白花蛇舌草、车前草、益母草各15克，石韦、冬葵子各10克，白茅根30克。

用法：每剂煎3次，共取药液500毫升，分3次服，10日为1个疗程。

适应证：用于湿热型急性肾炎引起的水肿、血尿、蛋白尿等症状。

处方5

组成：黄芪50克，半枝莲、益母草、山药各30克，山萸肉、芡实各15克，车前子15~30克，蜂房6~10克，桑螵蛸、地龙、蝉衣各10克。

用法：水煎，每日1剂，分2~3次服。

适应证：蛋白尿。

处方6

组成：花生米50克。

用法：将花生米连衣用白水煮熟，早晚嚼服，每次吃一半。

适应证：慢性肾炎及肾病综合征所致的蛋白尿，但有慢性肾功能不全的患者不能服用。

处方1

组成：玉米须60克。

用法：将玉米须晒干，洗净加水煎。每日饮3次。

适应证：高血压。

处方2

组成：柿漆（即未成熟柿子榨汁）30毫升，牛奶1大碗。

用法：将牛奶煮沸，倒入柿漆，分3次服用。

适应证：高血压，有中风倾向者，可作急救用。

处方3

组成：香蕉3根，西瓜皮60克（鲜品120克），玉米须60克，冰糖适量。

用法：香蕉去皮，与西瓜皮、玉米须共煮，加入冰糖调服，每日2次。

适应证：适用于水肿兼有高血压者。

处方4

组成：花生全草50克（干品）。

用法：切成小段，煎汤代茶饮。每日1剂。

适应证：适用于慢性肾炎兼有高血压者。

处方5

组成：山楂10枚，冰糖少许。

用法：将山楂捣碎，加冰糖煎服。

适应证：适用于血脂增高的高血压患者。

温馨提示

在治疗肾病根源方面，中医比西医有特殊的优势。中医药对肾病的治疗，是一个逐步调理的过程，同时很多人也持有中药无毒副作用的观点。所以，在治疗肾病的同时，面对市场上的治疗肾病的中药和健肾的保健品，认为多多益善，加上很多药物推销者宣称“中药无任何毒副作用”，这种认识是不正确的。更为严重的是，大量盲目地服用保肾药物，会引起一定程度的中药中毒，加重肾脏的负担，最终引起肾脏萎缩，导致肾衰竭。所以，如果过量或长期服用中草药，可能会对肾脏造成损伤。

中成药治疗肾病

中药是我们中华民族的瑰宝，在肾脏病的治疗中有自身的特色和优势。中药治疗肾病，注重扶正气、固根本，调节阴阳及脏腑的功能，增强患者免疫功能和抗病能力，从而改善患者生活质量。目前，治疗慢性肾衰竭主要依靠中医药，它具有“简、便、廉、效”等优点，尤其是血肌酐在200～400微摩尔/升（肾功能不全期）时，及早进行中医治疗，能有效地延缓进入透析阶段的时间，部分病例能稳定数年甚至十余年。

中成药是以中草药为原料，经制剂加工制成各种不同剂型的中药制品，包括丸、散、膏、丹各种剂型，是我国历代医药学家经过千百年医疗实践创造、总结的有效方剂的精华。相对于中药材而言，中成药治病节省了中药煎剂所必要的煎煮时间，更因其能随身携带，不需煎煮等一应器具，使用十分方便。由于中成药多为经过一定特殊加工浓缩而成的制成品，故其每次需用量远远少于中药煎剂，而且中成药几乎消除了中药煎剂服用时特有的异味等不良刺激，因而在服用上，也较易被大众所接受。

当然，中成药也是有一定缺陷的，这主要表现在中成药的成分组成、药量配比的一成不变上。由于配方既定，药已制成，故而中成药往往不能像煎剂方药那样表现得灵活多变，随症加减，这使中成药的实际应用受到了一定的限制。另外，需要注意的是，不能认为凡中药都低毒无害。凡曾经因服用某种中成药而发生中毒或过敏反应者，必须牢记，以后不可再用同种药。作为患者，一般不要擅自购药，一定要在医生指导下购药。在肾病活动期，中成药疗效多不明显，必须综合治疗，辨证施治。在肾病的康复期，患者可遵照医嘱，适当选择以下中成药。

1 肾炎清热片

每次5片，每日3次，口服。10日为1个疗程，连用3个疗程。本品可疏风宣肺、清热利尿。用于急性肾炎早期风热型患者。

2 复方肾炎片

每次4～6片，每日3次，口服。用于急性肾炎患者。

3 百令胶囊和金水宝胶囊

每次2～4粒，每日3次，口服。具有益肾固本的功效，用于急性肾炎恢复期患者。

4 黄葵胶囊

每次4～5粒，每日3次，口服。适用于湿热型急性肾炎患者。

5 肾炎四味片

口服，每次8片，每日3次。3个月为1个疗程，饭后服用；儿童酌减。服用期间忌服含激素、环磷酰胺、氮芥等成分的药物。主治慢性肾炎。具有活血化瘀、清热解毒、补肾益气的功效。对水肿、高血压、蛋白尿、慢性肾功能不全有较明显的改善作用。适用于有腰膝酸痛、食欲不振、小便赤热、舌暗红、苔黄腻等临床表现的患者。

6 尿毒清颗粒

温开水冲服，每日 4 次，最大服用量为 8 袋；也可另定服药时间，但两次服药间隔勿超过 8 小时。主治慢性肾衰竭氮质血症期和尿毒症早期，具有通腑降浊、健脾利湿、活血化瘀的功效。可降低肌酐、尿素氮，稳定肾功能，延缓透析时间。对改善肾性贫血、提高血钙、降低血磷也有一定作用。本品可与对肾功能无损害的抗生素、降压药、利尿药、抗酸药、降尿酸药合用；忌与氧化淀粉等化学吸附剂合用。

7 肾炎灵胶囊

口服，每日 3 次，每次 6 ~ 7 粒。主治慢性肾小球肾炎。具有清热凉血、滋阴养肾的功效。适用于有腰膝酸软而痛、眩晕耳鸣、五心烦热、潮热颧红、舌红少苔、血尿等临床表现的患者。孕妇慎服。

8 三金片

口服，每次 3 片，每日 3 ~ 4 次。主治肾盂肾炎、膀胱炎、尿路感染。具有清热解毒、利湿通淋、益肾的功效。有抗菌、抗炎、消肿、清热、利尿、镇痛、抗氧自由基、提高机体免疫力等作用。适用于有腰痛、小便热痛、淋沥不畅、舌红苔黄腻等临床表现的患者。

9 雷公藤总苷片

每日 1 ~ 1.6 毫克/千克，分 2 ~ 3 次口服。具有解毒化瘀的功效，适用于肾病综合征各型。

10 慢肾宝合剂

口服，每次 5 毫升，每日 3 次。益气滋肾、利水通络。用于气阴两虚、面肢水肿、腰膝酸痛、倦怠乏力，慢性肾小球肾炎属上述症候者。尿毒症患者忌服。

温馨提示

(1) 中药治疗肾病的同时，需要饮食来配合。比如，低盐、低蛋白饮食等。

(2) 吃中药时，忌饮茶。吃中药时忌饮茶，是因为茶叶会改变中药的药性。如果既吃中药又喝茶，则中药的疗效会大打折扣，甚至一点儿疗效都没有，所以这一点应注意，吃中药时宜饮白开水。

(3) 服用中药也要按时按量。药物剂量直接关系到血液中药物浓度，而一定的浓度是药物发挥作用的必要条件。剂量太小，达不到治疗目的；剂量太大，不一定能相应地增加药物疗效，反而可能引起药物蓄积，导致中毒。服药次数也是维持有效血药浓度的重要因素。

外用中药治肾病

外用中药是指以外用为主，以局部涂搽、敷贴、熏洗、点眼、吹喉、滴鼻为主要应用形式的一类中药。

外治法在我国具有悠久的历史，是中医治疗疾病的传统方法之一。按照中医理论来说，人体外在的皮肤、穴位、经络是与内部的脏腑联系在一起的，因而内脏有病时，会反映到体表，中医借此而能诊断疾病。外治法就是把药物放置于人体的皮肤、穴道或经络上，通过皮肤吸收到病灶，从而产生治疗效果。下面介绍一些常见肾病症状的外治方法。

1 水肿外治方

处方1

组成： 鲜水葫芦、全草、泡桐木、根皮各 250 克。

用法： 将上药洗净切碎，加入硫黄少许，放入锅内，加水适量煎汁。趁热洗浴，以汗出为度，每日 2 次，连洗 5 ~ 7 日为 1 个疗程。

适应证：适用于肾炎水肿。

处方2

组成：鲜红蓖麻叶、萎叶各适量。

用法：将鲜红蓖麻叶、萎叶洗净切碎，共煎汁。每日趁热洗1~2次，以汗出为度，连洗5~7日为1个疗程。

适应证：可用于各种水肿。

处方3

组成：田螺肉4个，大蒜5瓣（去皮），车前子10克。

用法：将上药研末，共捣为泥，做饼敷脐，敷药8小时后去药，每日1次，一般3次即效。

适应证：有利尿消肿之效，适用于各种类型的水肿。

处方4

组成：甘遂、牵牛子各10克。

用法：将以上两药置于砂锅中炒热，研成粉末，填入肚脐中，以医用胶布封住，不时用热水袋熨之，每天换药1次，见效后，即勿再用。

适应证：水肿严重者。

处方5

组成：苍术、甘草、白术各9克，厚朴7克，陈皮、泽泻各10克，猪苓、茯苓各12克。

用法：将以上药物研碎成末，炒热，用布包好，缝成袋状，每于坐下或卧床休息时，置于小腹之上，加一热水袋熨之。随时可用，每10日换药1次。

适应证：水肿、尿少，兼有食欲不振、大便溏薄、恶心呕吐者。

处方6

组成：巴豆霜4克，轻粉6克，生硫黄3克，葱白适量。

用法：将前三味共研成细粉末，瓶贮密封备用。用时取药末3~5克与葱白共捣烂如泥，做成药饼，贴在脐孔上，外以纱布覆盖，胶布固定，3～5小时后去药饼，喝温粥1碗以助药力。隔日敷药1次，至病愈。忌食盐。

适应证：各种水肿。

处方7

组成：活蝼蛄5个。

用法：将上药捣烂贴敷肚脐，每日1次。连用3日。

适应证：适用于全身水肿。

处方8

组成：鲜浮萍适量（或蚕豆叶1把）。

用法：将上药煎汤熏洗。

适应证：适用于四肢水肿。

处方9

组成：蓖麻仁30～50粒，薤白35个。

用法：将上药捣烂，临睡前贴脚心，固定，第二天晨起揭下，每日1剂，连用3天。

适应证：适用于头面部、上肢水肿。

处方10

组成：蜗牛适量，麝香少许。

用法：将蜗牛捣烂，加入麝香少许，制成药饼，敷贴脐下。

适应证：适用于少尿期。

处方11

组成：蚯蚓粪、朴硝各等份。

用法：将上药水和敷脐下。

适应证：水肿。

处方12

组成：芫花30克。

用法：水煎，温热敷肾区。

适应证：水肿。

2 血尿外治方

处方1

组成：大蓟、小蓟各10克。

用法：将上两味药研成细末，敷于脐中，外以胶布固定，每日1换。如果能配合上两药煎煮取汁内服，疗效更佳。

适应证：一切尿血症，以及显微镜下尿血的慢性肾病患者。

处方2

组成：新鲜旱莲草一把，生小蓟汁适量。

用法：将旱莲草捣烂成泥状，掺入面粉少量一同调匀，再兑入小蓟汁，共同调制成药膏状。用时取药膏适量敷于脐中，盖上纱布，以胶布固定。每日换药1~2次，至血尿消失为止。

适应证：肾炎尿血日久，小便色淡红，排尿时有微微的涩痛感。口干、舌红。

处方3

组成：文蛤、乌梅各等份。

用法：将上两味药一同捣碎成粉末，兑入黄酒调成膏状，置于脐中，外以纱布盖住，用胶布固定。每日换药1次，直至痊愈为止。

适应证：一切尿血日久、久治未愈者。尤其适合面色苍白无华、精神困倦疲劳、胃口不佳、气虚懒言的患者。

处方4

组成：玉米须15克，生浮萍一把。

用法： 将上两味药绞成碎末，敷于脐中，以胶布固定，每日 1 换，直至尿血消失为止。

适应证： 急性肾炎、急性肾盂肾炎所致尿血，尤其适宜儿童患者。

3 蛋白尿外治方

处方 1

组成： 地锦草 50 克，小蓟 25 克，血余炭 15 克。

用法： 将以上三味药研成碎末，每次取少许填入脐中，用胶布固定，每日换药 1 次。

适应证： 顽固性蛋白尿，久治不愈者。对血尿亦有良效。

处方 2

组成： 新花生米 10 粒，鲜茅根、玉米须、蒲公英各 10 克。

用法： 将以上药物捣烂，每次取少许敷于脐中，每天换药 1 次。

适应证： 尿液检查发现蛋白质及少量红细胞的患者，可长期应用。

处方 3

组成： 益母草 50 克，精细食盐 10 克。

用法： 先将益母草研成碎末，将食盐与其混匀，每天取少许填入脐中，用胶布封住。每日换药 1 次，10 日为 1 个疗程。

适应证： 肾炎所致的蛋白尿。

处方 4

组成： 党参、黄芪、白术、炙甘草、当归、丹参各 10 克，茯苓 15 克，黄连、炮姜各 6 克，生地榆、马鞭草、桑葚子各 30 克，大枣 4 枚。

用法： 将以上药物研碎成粉末，备用。用时取少许填于脐中，用胶布封住。每日换药 1 次，15 次为 1 个疗程。

适应证： 长期蛋白尿不愈者，坚持用本方治疗，可获良效。

4 尿毒症外治方

处方1

组成：大黄、附子、细辛、冰片各等份。

用法：将上药研粉，装入瓶中备用。用时将药粉填满肚脐，用纱布固定，3日换药1次，15~20日为1个疗程。

适应证：尿毒症。

处方2

组成：生附子、川芎、沉香、大黄、冰片各等份。

用法：将上药研成粉末，取1.9%桂氮酮溶液和药末，用纱布包裹药末，外敷于双侧肾俞穴及关元穴，每隔3日换药1次，5~10次为1个疗程。

适应证：尿毒症。

处方3

组成：附子、细辛、红花、川芎、炮山甲、王不留行、苍术各100克，大黄60克。

用法：将以上诸药投入麻油中煎熬，用黄丹收膏。用时洗净皮肤，将膏药加温后敷于双肾区。每周换药1次，疗程不限。此法具有温肾助阳、活血祛瘀、利尿消肿的作用。

适应证：尿毒症患者。

处方4

组成：大黄15~30克，白头翁30克，黄柏15~30克，槐花15~30克，细辛1~4.5克。

用法：煎至200~300毫升，保留灌肠。或用大黄、莱菔子各30克，甘草15克，浓煎200毫升，每日1剂，保留灌肠；或用大黄、槐花、积雪草各30克，便血加地榆，煎成150~200毫升；也可用单味大黄煎剂灌肠。

适应证：尿毒症。尤其适用于脾胃虚弱者。

药膳疗法

药膳是中医学的一个重要组成部分，是中华民族历经数千年不断探索、积累而逐渐形成的独具特色的一门临床实用学科，是中华民族祖先遗留下来的宝贵的文化遗产。药膳发源于我国传统的饮食和中医食疗文化，是在中医学、烹饪学和营养学理论指导下，严格按药膳配方，将中药与某些具有药用价值的食物相配伍，用烹调技术制作成具有一定色、香、味、形的美味食品。药膳是中国传统的医学知识与烹调经验相结合的产物。它“寓医于食”，既将药物作为食物，又将食物赋以药用，药借食力，食助药威，二者相辅相成，相得益彰；既具有较高的营养价值，又可防病治病、保健强身、延年益寿。

几千年来，中国传统医学就十分重视饮食调养与健康长寿的辩证关系。中医学在长期的医疗实践中积累了宝贵的药膳食疗保健经验，形成了独特的理论体系，因而药膳学是中医学的重要组成部分。积极推行中医药膳食疗保健，不仅为中国人民的健康长寿做出了重要贡献，而且对于促进世界卫生保健医学的发展，也具有深远意义。现代药膳的发展是在总结古人经验的基础上，得以进一步完善，其运用更加符合中医理论的发展，并注意吸取现代科学理论的研究和应用，具备其理论化、科学化的发展方向。

药膳疗法在我国历史悠久，源远流长。从《内经》到《伤寒杂病论》，从《千金方》至《太平圣惠方》都有药膳疗法的记载。然而系统、准确地介绍药膳疗法的当属元代《饮膳正要》。此后至清代，药膳疗法发展到高潮阶段，涌现出众多的民间或宫廷的药膳专方。随着中医事业的发展和饮食疗法的日益兴起，药膳疗法再度形成热门。

中医食疗药膳对调理和治疗慢性病及改善某些肾脏的临床症状具有良好的效果。但应当明确，药膳有别于一般的食物，亦有性味的不同、治疗作用的不同，其应用不是针对西医的病，而是针对中医的证，即中医对西医病进行辨证分析后而诊断的“证”。这个“证”包括的范围很广泛，首先应分其虚实，继则辨其寒热，这是最简单的区分方法。也就是说，患者在选择药膳时，应在医生指导下，选择适合自己病情的药膳处方，即“辨证施膳”。

下面为大家介绍常见肾病的一些药膳。需要注意的是，对于肾脏疾病的患者，在配制药膳时应少放盐，宜清淡。

1 急性肾炎药膳

西瓜翠衣茶

原料：西瓜青皮 10 克，绿茶适量。

制法：开水适量，沏茶饮用。

适应证：用于急性肾炎或慢性肾炎水肿，伴有上呼吸道感染，且表现为咽喉红肿疼痛、发热者。

赤小豆粥

原料：赤小豆、大米各 100 克。

制法：用水适量熬成粥，每日 1 餐。

适应证：用于急性肾炎、慢性肾炎等引起的水肿而湿热者。

鲜焖冬瓜

原料：冬瓜 200 克，白糖 1 匙。

制法：将冬瓜洗净切块，和白糖一起放入锅中加少量水，小火焖熟。

适应证：用于肾炎水肿而偏热者。

夏枯草茶

原料：夏枯草、绿茶各一半。

制法：将夏枯草切碎成小段，与绿茶混匀，每次取适量泡茶。

适应证：用于肾炎高血压属于肝阳上亢者。

冬瓜赤豆粥

原料：冬瓜 100 克，赤小豆 200 克。

制法：先将赤小豆熬粥，待快熟时加入切成块的冬瓜，焖熟后食用。

适应证：用于肾炎高血压而水肿较重，属湿热者。慢性肾炎属脾肾虚寒者不宜食用。

玉米须茶

原料：玉米须100克。

制法：每日用玉米须煎汤代茶饮。

适应证：用于急性肾炎蛋白尿。

发汗豆豉粥（《太平圣惠方》）

原料：豆豉、荆芥、麻黄、栀子、姜各10克，葛根15克，生石膏30克，葱白7根，粳米100克。

制法：先煎以上诸药，去渣取汁，后放入粳米煮稀粥。空腹食之。服后盖被卧床，微微汗出为度。

适应证：急性肾炎初始阶段，症状主要表现为眼睑水肿、发热、恶寒、喉咙肿痛等。若服后汗出热退，水肿消失，即可停止服用。

黄芪茯苓粥

原料：黄芪、茯苓各15克，粳米100克。

制法：将黄芪切碎，茯苓亦切成小碎块，与粳米一起熬成粥后食用。

适应证：用于肾炎蛋白尿伴水肿，而表现为脾气不足者。

五神汤（《惠直堂经验方》）

原料：荆芥、苏叶、生姜各10克，茶叶6克，红糖30克。

制法：将荆芥、苏叶洗净，与茶叶、生姜一并用文火煎沸。另将红糖加水适量，置于另一锅中煮沸，令其溶解。待两砂锅中的药汤都煎沸之后，再用文火煎煮5分钟，即可将煮好的药汁加入红糖溶液，一同服用。随量饮用，不拘多少，服后避风寒。

适应证：急性肾炎，症状主要表现为眼睑水肿、发热、恶寒、咽喉肿痛等。

鲤鱼赤小豆汤

原料： 鲤鱼 1 条（约 100 克），赤小豆 50 克。

制法： 先将赤小豆加水适量煮至熟透，然后将鲤鱼放入，再煮一会儿，喝汤吃肉。

适应证： 适用于急性肾炎尿少、水肿患者。

鲜白茅根饮

原料： 鲜白茅根、玉米须各 50 克。

制法： 将白茅根、玉米须洗净后用水煎汁。代茶饮，每日 3 ~ 5 次。

适应证： 适用于急性肾炎所致的颜面水肿、恶寒发热，小便不利者。

蛙蝼葫芦散

原料： 青蛙（干品）2 只，蝼蛄 7 个，陈葫芦 15 克。

制法： 将上药微炒，研成细末或做丸剂，以温酒送服，每次服 6 克，每日服 3 次。

适应证： 适用于急性肾炎患者服食。

鲜荠菜汤

原料： 鲜荠菜 200 ~ 240 克，鸡蛋 1 个。

制法： 将鲜荠菜洗净，加水 3 大碗，煎至 1 碗水时加鸡蛋 1 个（去壳打匀），煮熟加盐少许，饮汤吃菜和蛋，每日 1 ~ 2 次。

适应证： 适用于急性肾炎引起的水肿、血尿。

双花茶

原料： 金银花 15 ~ 30 克，菊花 15 ~ 30 克，绿茶少许。

制法： 代茶饮。

适应证： 适用于急性肾炎属风热犯肺、咽喉肿痛者。

猪肾汤

原料： 猪肾 1 个，党参 15 克，黄芪、芡实各 20 克。

制法：将猪肾剖开去筋膜，洗净后与党参、黄芪、芡实共同煮汤。

适应证：适用于急性肾炎水肿、高血压等症已消退，但尚残留蛋白尿者。

冬虫夏草炖鸡

原料：冬虫夏草3～5克或山药3～5片，枸杞子12克，鸡肉75～100克，蜜枣1枚，水180毫升。

制法：将以上原材料炖熟，加少许油盐调味即成。

适应证：适用于急性肾炎水肿消退后的调理。

二鲜饮（《医学衷中参西录》）

原料：鲜茅根（切碎）、鲜藕（切片）各120克。

制法：将二药煮汁，常常饮之，旬日中自愈。若大便滑者，茅根宜减半，再用生山药末30克，调入药汁中，煮作茶汤服之。

适应证：急性肾炎早期，尿血症状严重，并兼有尿少、水肿症状者。

乌鱼汤

原料：乌鱼1条（约500克），赤小豆60克，黄酒1匙。

制法：将以上原材料用小火慢煨至酥烂，每日服2次。

适应证：适用于急性肾炎水肿消退后的调理。

竹叶粥（《老老恒言》）

原料：鲜竹叶30～45克（干品15～30克，或淡竹叶30～60克），生石膏45～60克，粳米50～100克，砂糖少许。

制法：先将竹叶或淡竹叶洗干净，同石膏加水煎汁，去渣，放入粳米，煮成稀粥，用砂糖调味。

适应证：急性肾炎初起，尿少、水肿之症，兼有舌上生疮、咽喉肿痛者更为合适。

神仙粥（《食物疗病常识》）

原料：生姜3～5克，连须葱白5～7茎，糯米50～100克，米醋10～15毫升。

制法：先将糯米淘洗干净，与生姜一起置于砂锅中煮沸，再放入葱白，待粥将成时，加入米醋稍煮即可。

适应证：急性肾炎初期阶段，发热、怕冷，并有眼睑水肿、咽喉肿痛的患者。此粥要趁热服用，服后最好盖被静卧，避免再受风寒。

附子粥（《太平圣惠方》）

原料：炮附子10克，炮姜15克，粳米100克。

制法：先将两药捣细，过箩为末，每取10克，与粳米同煮为粥。每日分2次趁热服用，3~5日为1个疗程。

适应证：急性肾炎长期不愈，面浮身肿，腰部以下水肿更甚，按之凹陷不易恢复；腰部酸痛、尿量减少，畏寒肢冷，精神困倦者。

鲤鱼汤（《饮膳正要》）

原料：荜茇5克，鲜鲤鱼100克，川椒15克，生姜、香菜、料酒、葱、味精、醋各适量。

制法：将鲤鱼去鳞，剖腹去内脏洗净，切成小块；姜、葱洗净，拍破待用。把荜茇、鲤鱼、葱、姜放入锅内，加水适量，置武火上烧开，转文火炖熬约40分钟。加入川椒、香菜、料酒、味精、醋即成。可单独食用，也可佐餐，吃鱼喝汤。

适应证：急性肾炎中后期仍有水肿症状，且身体较为虚弱者。

芡实炖老鸭（《饮食疗法》）

原料：芡实120克，老鸭1只，料酒、精盐、味精、酱油、葱、姜、胡椒粉各适量。

制法：将芡实种仁去杂洗净。将老鸭宰杀，去毛、内脏洗净，放入沸水锅焯段时间，捞出洗去血污。将芡实装入鸭腹，放入锅内加入适量水煮至沸，撇去浮沫，加入料酒、精盐、味精、酱油、葱、姜，改为文火炖至鸭肉熟烂，撒入胡椒粉，出锅即成。

适应证：急性肾炎迁延至半年尚未痊愈，并有水肿、腰痛及遗精症状者。

车前叶粥

原料： 车前叶30～60克，葱白1茎，粳米50～100克。

制法： 将车前叶洗净并切碎，同葱白煮汁后去渣，然后加粳米煮粥。每日2～3次，5～7日为1个疗程。

适应证： 适用于小便不通、尿血、水肿等症的急性肾炎患者。患有遗精、遗尿的患者不宜食用。

白菜薏苡仁粥

原料： 小白菜500克，薏苡仁60克。

制法： 先将薏苡仁煮成稀粥，再加入切好洗净的小白菜煮二三沸，待白菜熟即成，不可久煮。食用时不加盐或少加盐，每日2次。

适应证： 健脾、祛湿、清热、利尿。适用于急性肾炎之水肿少尿者。

白茯苓大米粥

原料： 白茯苓粉30克，大米60克。

制法： 先将大米淘洗干净，放入砂锅，加适量水，大火煮沸后，改用小火煨煮至大米酥烂呈稀稠状，调入白茯苓粉，边调边搅，搅匀后，煨煮至沸即成。早晚分食。

适应证： 本药膳健脾益胃，利湿消肿。适宜于急性肾炎水肿者。

利水消肿汤

原料： 鲜冬瓜皮、鲜白茅根各150克，鲜西瓜皮、鲜玉米须、赤豆各100克。

制法： 将赤小豆拣去杂质，淘净后，放入砂锅，加水足量浸泡2小时；将冬瓜皮、西瓜皮、白茅根、玉米须分别洗净，切碎或切成小段，同放入砂锅；用大火煮沸，改用小火煨煮1小时，用洁净纱布过滤，去渣，取汁盛入碗中即成。当饮料，分3次趁热饮用。

适应证： 本药膳清热凉血，利水消肿。适宜急性肾炎初期以及泌尿系感染等病症。

茯苓鲤鱼汤

原料： 鲤鱼 1 条（约 250 克），茯苓片 10 克，葱段、生姜片各适量。

制法： 鲤鱼宰杀，去鳞、鳃及内脏，并将茯苓片纳入鱼腹中，用细线扎一下，放入砂锅，加适量水，再放入葱段、生姜片，大火煮沸后，改用小火煨煮至鲤鱼熟烂，拣去葱段、生姜片即成。当菜佐餐，随意食用。

适应证： 本药膳补气健脾，利水消肿。适于急、慢性肾炎及肾病综合征，对伴有水肿、少尿、低蛋白血症的患者尤为适宜。

桑白皮赤豆鲫鱼汤

原料： 桑白皮 30 克，赤小豆 60 克，鲫鱼 1 条（约 150 克），陈皮 5 克，生姜适量。

制法： 鲫鱼宰杀，去鳞、鳃及内脏，洗净。桑白皮、陈皮分别洗净，切碎，同放入纱布袋，扎口。生姜洗净，切片。赤小豆淘洗干净，与桑白皮、陈皮药袋同放入砂锅，加水适量，大火煮沸，改用小火煨煮 15 分钟，放入鲫鱼、生姜片，改用中火煨煮 10 分钟，取出药袋，滤尽汁液即成。当菜佐餐，随意食用，当日吃完。

适应证： 本药膳清热利湿，疏风消肿。适宜于风热犯肺型急性肾炎，见有眼睑水肿，继则四肢及全身皆肿，肢体沉重，伴恶风发热、咳嗽喘息、小便短少、舌质红、苔薄白、脉浮数等。

消暑利尿汤

原料： 百合 20 克，山楂、白糖各 15 克，鲜荷叶 30 克，绿豆 50 克。

制法： 将百合、山楂分别洗净，百合掰开，山楂切片，备用。鲜荷叶洗净，切成小片状，装入纱布袋，扎紧袋口，与淘净的绿豆一同放入砂锅中，加水足量，大火煮沸，改用小火煨煮 30 分钟，取出荷叶药袋，滤尽汁液，放入百合、山楂，继续用小火煨煮 30 分钟，调入白糖，拌匀即成。分 3 次饮用，当日吃完。

适应证： 适于肝肾阴虚型急性肾炎。

2 慢性肾炎药膳

清蒸活甲鱼

原料：活甲鱼约500克。

制法：将甲鱼收拾好，切成小块，放入锅中清蒸，可放少量低钠盐调味。

适应证：用于慢性肾炎高血压而属于阴虚阳亢者。

枸杞芝麻糊

原料：枸杞子、粳米各60克，黑芝麻30克，红枣15克。

制法：将黑芝麻炒香，粳米炒黄，枸杞子煮后去籽，红枣煮后去皮及核。后两种晾干，与芝麻、粳米研成细末，装瓶。每次取20克粉，加热水冲成糊状食用。

适应证：慢性肾炎患者常食此糊，可调整身体的功能状态，利于康复。

五味粥

原料：山药、生薏苡仁、桑葚各30克，大枣10枚，粟米（小米）60克。

制法：将以上五味药物洗净，加水煮成粥，分2~3次食用。

适应证：慢性肾炎患者。

山萸肉粥（《粥谱》）

原料：山茱萸肉15~20克，粳米100克，白糖适量。

制法：先将山茱萸洗净，去核，再与粳米同入砂锅内煮粥，待粥将熟时，加入白糖稍煮即可。每日1~2次，3~5日为1个疗程。

适应证：适用于肝肾不足，慢性肾炎患者。

薏仁粥

原料：葡萄干、桑葚、生薏苡仁各25克，白米200克。

制法：将上述材料同煮成粥，分早晚2次热服，配合药物治疗可促进痊愈。

适应证：初期慢性肾炎。

虫草鹌鹑（《中国药膳大全》）

原料：鹌鹑8只，冬虫夏草、生姜、葱白各8克，胡椒粉2克，盐5克，鸡汤300克。

制法：将冬虫夏草去灰屑，用酒浸泡，洗净；鹌鹑宰杀后，沥净血，用温水（70℃）烫透，去毛、内脏及爪（由背部剖开掏去内脏），再放入沸水内略焯1分钟后，捞出晾冷；葱切段；姜切片。将每只鹌鹑的腹内放入2～3条，8克冬虫夏草分八份放完。然后逐只用线缠紧放入盅子内，将鸡汤用盐和胡椒粉调好味，灌入盅子内，用湿绵纸封口，上笼蒸40分钟即成。

适应证：适宜于久病慢性肾炎、身体虚弱、四肢发凉及神疲乏力者服用。由于本药膳富含优质蛋白质，因此可作为补充蛋白质的食品。但若肾功能损害严重，并有氮质血症情况者，不宜服食。

枸杞茯苓茶

原料：枸杞子50克，茯苓、红茶各100克。

制法：将枸杞子与茯苓共研为粗末，每次取5～10克，加红茶6克，用开水冲泡10分钟即可。每日2次，代茶饮用。

适应证：适用于慢性肾炎、少尿、尿痛、尿道炎等。

花生蚕豆汤

原料：花生米120克，蚕豆200克，红糖适量。

制法：将花生米、蚕豆放入锅内加适量水，用小火煮，水呈棕红色、蚕豆煮熟即可服食，服时加适量红糖。

适应证：慢性肾炎患者。

黑豆苡仁饮

原料：黑大豆30克，生薏苡仁、熟薏苡仁各20克，赤小豆15克，荷叶6克。

制法：以上原料加水煮至熟烂，食豆饮汤，可长期服用。

适应证：用于慢性肾炎后期，因脾肾两亏、湿阻血瘀而致尿蛋白长期不消，或仍微肿者。

冬瓜赤小豆粥

原料：冬瓜、赤小豆、粳米各50克。

制法：将冬瓜洗净后连皮切块，和赤小豆、粳米一起放入砂锅内，加水后用文火煎煮至赤小豆烂熟成粥即可，早晚服食。

适应证：用于慢性肾炎早期湿热症状明显的血尿、蛋白尿患者。

三皮汤

原料：葫芦皮、冬瓜皮、西瓜皮各30克，红枣10个。

制法：将上述原材料同放锅内加水约400毫升，煎至约150毫升，去渣即成。饮汤，每日1剂，至水肿消退为止。

适应证：慢性肾炎水肿者。

山药菟丝粥

原料：粳米100克，山药（干）60克，菟丝子15克，白砂糖30克。

制法：将山药、菟丝子两者水煎取浓汁，分两份与50克粳米同煮成稀粥，调入白糖，每日服2次。

适应证：慢性肾炎患者，尤适宜于水肿、四肢发凉的患者。

冬瓜玉米粥

原料：冬瓜皮20克，姜皮、车前草各30克，糯米、玉米粒、蜂蜜、薏苡仁各25克。

制法：将中药用水煎取药汁；将玉米粒、糯米、薏苡仁洗净。锅置旺火上，放入适量水煮沸，先放入玉米粒煮熟，再放薏苡仁、糯米煮稠，最后放入药汁即可。

适应证：慢性肾小球肾炎、水肿、尿少者服用。

花生粥

原料：花生、蚕豆各25克，糯米50克，蜂蜜适量。

制法：先将各原料洗净，锅置旺火上，放入清水煮沸，加花生、蚕豆煮熟，再加糯米煮稠，调入蜂蜜和匀食用。

适应证：慢性肾炎患者。可改善心肾功能。

葫芦粥

原料：陈葫芦粉（越陈越好）10～15克，粳米50克，冰糖适量。

制法：先将粳米、冰糖同入砂锅内，加水500克煮至米烂熟，加陈葫芦粉再煮片刻，以粥稠为度。每日2次，温热顿服。5～7日为1个疗程。

适应证：此粥可利水消肿。适用于慢性肾炎水肿。

老鸭黄芪汤

原料：老鸭1只，生黄芪200克，青菜心100克，党参、金樱子各50克，芡实25克，调料适量。

制法：将鸭肉洗净后投入开水锅中焯一下，漂洗干净，用刀剁成块，中药、青菜心加工备用。砂锅内放入老鸭、姜片、葱、料酒、精盐和中药烧沸，用中火烧至鸭子六成酥烂，汤汁浓白时，下入青菜心，撒入鸡精，淋入麻油即可。

适应证：慢性肾炎患者。此品养胃滋阴，清虚热，利水肿。芡实、金樱子固肾摄精。黄芪利尿、强心、降压、扩张血管、改善免疫复合物对肾小球基底膜的损伤等功效，党参有增强巨噬细胞功能，二药相配，有调整机体免疫功能、改善机体代谢、减少蛋白尿等功效。有利于提高临床疗效。

羊肺冬瓜汤

原料：羊肺250克，冬瓜500克。

制法：将羊肺洗净，切成条状，锅中放油，炒熟。冬瓜切片，加水适量和羊肺，文火炖熟，可放葱、姜调味，不加盐。分数次1日食完，10日为1个疗程，间隔3日继进下一疗程。

适应证：急、慢性肾炎水肿。

羊脬薏苡仁粥

原料：羊脬（膀胱）2只，薏苡仁100克。

制法：将羊脬用温水漂洗干净，切成条，锅中加油微炒，放入薏苡仁及葱、姜、糖适量，加水，文火炖煮成粥。以上为1日量，分2次食用。半个月为1个疗程。

适应证：用于慢性肾炎水肿者。有化气利湿、通利膀胱的作用。

羊肾蒸附片

原料：羊肾1对，制附片10克。

制法：将羊肾对半切开，去其筋膜，漂洗干净。将制附片研末，均匀地掺和于羊肾中蒸熟。每日早晚各空腹食用1个，半个月为1个疗程。

适应证：对脾肾阳亏的慢性肾炎患者有良效。

鹿茸龟板膏

原料：鹿茸10克，龟板、熟地各100克，红糖1000克。

制法：将鹿茸、龟板、熟地加冷水适量，浸泡半天，文火煎煮，过滤取汁。如法煎煮3次，合并滤液，用文火浓缩至500毫升左右。每次2食匙，每日3次空腹开水化服，以上为1个疗程。

适应证：适用于精血衰少的各种虚弱性疾患。慢性肾炎者常服此膏大有裨益。

丹参酒

原料：丹参、益母草、白茅根、淮山药、石韦各250克，菟丝子、仙灵脾各200克，生黄芪500克，白术150克，薏苡仁、糯米各1000克，玉米1500克，酒曲适量。

制法：将诸中药水煎弃渣，取药汁；将薏苡仁、糯米、玉米洗净，水浸泡6小时，沥干，蒸熟摊开入药汁和匀，入酒坛里，加酒曲和匀，置保温处令发酵1~3日，闻有酒香弃酒糟即可饮用。每日服2次，1次服100~250毫升，温服。

适应证：适用于慢性肾炎患者。本品益气活血渗湿。酒中丹参、益母草活血祛瘀，改善血液流变性，减轻肾脏病理损害，减少蛋白尿；黄芪、白术、仙灵脾、淮山药、菟丝子补益脾肾之气，可保护和增强机体免疫功能；石韦、白茅根清热利水渗湿，薏苡仁增加免疫力，抑制肿瘤，降低血糖；玉米降低血脂、血糖等。

参枣米饭

原料：党参10克，红枣10枚，糯米150克，白糖20克。

制法：将党参、红枣分别拣去杂质，洗净，党参切成片，红枣去核，与淘洗干净的糯米同放入锅中，加水适量，大火煮沸后，按常法煨煮成米饭，服食时，可视需要加白糖适量。当主食，中晚餐食用。党参片可嚼食咽下。

适应证：肺肾气虚型慢性肾炎，见有体虚气弱、倦怠乏力、心悸失眠、食欲不振、肢体水肿等。

芡实党参腰汤

原料：芡实30克，党参20克，猪肾1个。

制法：将芡实、党参分别择洗干净，芡实敲碎，党参切片，备用。猪肾洗净，除去白色臊腺，用刀交叉剖切成腰花条，与芡实、党参同放入砂锅，加水适量，大火煮沸，改用小火煨煮40分钟，待猪腰花熟烂，汤汁呈稀黏状即成。当菜佐餐，随意食用，芡实、党参片可一并嚼食咽下。

适应证：脾肾阳虚型慢性肾炎，见有头晕耳鸣、腰膝酸软、口渴喜热饮、食少乏力、手足心热等。

3 肾盂肾炎药膳

赤豆花生茅根汤

原料：连衣花生仁30克，鲜白茅根100克，赤小豆60克，红枣10枚，白糖20克。

制法：将白茅根拣去杂质，洗净，切成小段，放入纱布袋，扎紧袋口，待用。连衣花生仁、赤小豆、红枣分别洗净，红枣去核，同放入砂锅，加水浸泡片刻，用大火煮沸，改用小火煨煮30分钟，放入装有白茅根的纱布袋，继续用小火煨煮至赤小豆酥烂，取出纱布袋，滤尽汁液，调拌入白糖，混合均匀即成。

适应证：慢性肾盂肾炎伴血尿、贫血等。

荠菜小蓟拌马兰

原料：新鲜荠菜150克，新鲜小蓟50克，新鲜马兰100克，白糖、麻油、味精、精盐各适量。

制法：将新鲜荠菜、小蓟、马兰分别择洗干净，放入沸水锅中焯至断生、回软，捞出，放入冷开水中过凉，取快刀切成段，放入盘中，中间为荠菜，上面为小蓟，四周为马兰，加白糖、味精、少许精盐拌匀，淋入麻油即成。

适应证：肾盂肾炎伴血尿等。

茅根银花蒲公英粥

原料：白茅根100克（干品50克），蒲公英60克（干品30克），金银花30克，大米60克。

制法：将白茅根、蒲公英、金银花分别拣去杂质，洗净，切碎或切成小段，同放入砂锅，加水浸泡片刻，用大火煮沸后，改用小火煎煮30分钟，用洁净纱布过滤，去渣，取汁放入砂锅，浓缩至200毫升，倒入碗中，待用。大米淘洗干净，放入砂锅，加水适量，按常法用中火熬煮成稠粥，调入白茅根、蒲公英、金银花煎汁，边调拌边煨煮，混合均匀即成。

适应证：急性湿热蕴结型肾盂肾炎，见有水肿、腰痛、尿频、尿急、尿痛等。

冬虫夏草炖仔鸡

原料：红枣10枚，冬虫夏草3克，仔鸡1只（约500克），冰糖屑10克。

制法：将红枣、冬虫夏草分别拣去杂质，洗净，红枣去核，虫草放入酒中浸泡片刻。将仔鸡宰杀，去毛、爪及内脏，洗净，入沸水锅中焯透，捞出，凉水中过凉，将红枣、虫草（切成段）纳入鸡腹，用细线扎一下，并将仔鸡放入蒸锅，鸡腹朝上，加水适量，并撒上冰糖屑，上笼，用大火蒸1小时即成。

适应证：慢性脾肾两虚型肾盂肾炎，见有腰部酸软疼痛、神疲乏力等。

车前杞叶粥

原料：枸杞叶300克，车前叶60克，大米50克，葱白1段。

制法：将车前叶、枸杞叶和葱白用水煎好后，去渣取汁。将此药汁和大米一起熬煮至米熟即成，可每日服1剂，分2次服完。

适应证：此方具有清热、利湿、通淋的功效，适合有腰痛、小便异常、发热、便秘等症状的肾盂肾炎患者服用。

竹叶薏苡仁粥

原料：石膏、大米各50克，竹叶30克，薏苡仁20克，白糖适量。

制法：先将薏苡仁用清水浸泡1个小时；再将竹叶、石膏用水煎好后去渣取汁；并将此药汁与薏苡仁和大米一起熬煮至烂熟，调入白糖即成。每日服1剂，分2次服完。

适应证：此方具有清热去火的功效，适合有小便淋漓涩痛、腰膝疼痛、尿黄且灼热等症状的肾盂肾炎患者服用。

双仁葡萄粥

原料：桑葚、薏苡仁各20克，葡萄干10克，大米60克，葱、姜、精盐、味精各适量。

制法：先将大米淘洗干净，薏苡仁用清水浸泡1个小时；再将大米入锅加适量的清水用大火煮沸，再将桑葚、薏苡仁和葡萄干一起倒入锅中，熬煮至粥熟即成。每日服1剂，分2次服完。

适应证：此方具有益肾利湿的功效，适合有腰膝酸痛、尿频、尿痛、头晕、耳鸣等症状的慢性肾盂肾炎患者服用。

西瓜皮绿豆汤

原料：鲜西瓜皮500克，绿豆100克。

制法：将西瓜皮洗净，切成小块。将绿豆入锅加适量的清水用大火煮沸，再用小火熬煮10分钟，滤出绿豆汤待用；将西瓜皮入锅加适量的绿豆汤煮沸即成。每日服1剂，分2次服完。

适应证：此方具有清热解毒、利水生津的功效，适合有小便频数、淋漓不尽、灼热刺痛、急迫不爽、尿色黄赤混浊、发热、口苦、腰痛、便秘等症状的慢性肾盂肾炎患者服用。

二瓜根汤

原料：黄瓜、冬瓜肉各300克，白茅根30克，生甘草10克，精盐、味精各适量。

制法：先将黄瓜、冬瓜肉分别切成小块；将白茅根、生甘草用水煎好后，去渣取汁；再将冬瓜块入锅加适量的此药汁煮熟，再加入黄瓜一起煮至烂熟，调入精盐、味精即成。每日服1剂，分2次服完。

适应证：此方具有清热除烦、利尿消肿的功效，适合有小便涩痛、水肿等症状的慢性肾盂肾炎患者服用。

二豆沙

原料：红小豆、扁豆各30克，红糖适量。

制法：将红小豆和扁豆一起放入锅内，加适量的清水煮至熟透，捞出压碎，用红糖拌匀即成。每日服1剂，分2次服完。

适应证：此方具有清热解毒、健脾益气的功效，适合有小便频数、淋漓不尽、灼热刺痛、急迫不爽、尿色黄赤混浊、发热、口苦、便秘等症状的慢性肾盂肾炎患者服用。

芪蓉桃仁汤

原料：黄芪15克，肉苁蓉12克，鸭跖草30克，赤小豆100克，桃仁9克。

制法：将赤小豆洗净放入砂锅内，加水适量煮酥，倒入碗内备用；将黄芪、肉苁蓉、桃仁、鸭跖草放入砂锅，加水适量浸泡 10 分钟左右，然后煮沸，用文火续煎 10 分钟，倒出头汁药，再煎二汁药，煎法与头汁药相同；去掉药渣，将两次药液合并，加入赤小豆，稍煮片刻，即能服食。食时可加少许糖，分次服完。

适应证：慢性肾盂肾炎患者。

4 肾病综合证药膳

千金鲤鱼汤

原料：活鲤鱼 1 尾，砂仁 5 克。

制法：收拾好鲤鱼后，将砂仁（或生姜、葱白）放于鱼腹中，不宜加盐，采用清炖，熟后食肉喝鲜汤，亦可作为每日之副食。

适应证：可用于肾病综合征引起的低蛋白血症。

山药大枣蒸鳗鱼

原料：大枣 10 枚，鳗鱼 500 克，淡豆豉、淮山药、芝麻油各 50 克，绍酒 20 克，葱、姜、盐、蔬菜各适量。

制法：将鳗鱼去内脏、洗净，山药泡 4 个小时后切成丝，葱切段，姜拍松备用。把鳗鱼放入蒸盆，加入盐、姜、葱、大枣、绍酒、芝麻油，拌匀入味，浸渍 30 分钟，上蒸笼蒸 15 分钟后出笼，蔬菜加调料炒熟，放在鳗鱼周围即成。每日 1 次，佐餐食用。

适应证：健脾益胃，滋补气血。适用于脾肾气虚型的肾病综合征，见头晕目眩、面色萎黄、消瘦乏力、饮食不振等症。本方连用能明显增强机体免疫力，改善脾肾气虚型肾病综合征的各种临床症状，疗效确切。

五味杜仲羊肾汤

原料：羊肾 2 个，杜仲 20 克，五味子 10 克。

制法：将羊肾切开去脂膜，洗净切片；将杜仲、五味子分别洗净；再将以上用料一起放入炖盅内，加开水适量，用文火隔开水炖 1 小时，调味即成。

食肉喝汤，每日1剂，连服3日为1个疗程。

适应证：固肾涩精。适用于肾病综合征，见面浮肢肿、腰脊冷痛，足膝无力，阳痿遗精，小便频数，头晕耳鸣等，证属脾肾阳虚者。

青鸭羹

原料：青头鸭1只，草果1个，赤小豆250克，葱、盐、味精各少许。

制法：将青头鸭开膛去内脏，再将赤小豆淘洗干净与草果同纳入鸭腹内，置于蒸锅内，加水和调料蒸熟即成。空腹吃鸭肉、喝汤。

适应证：肾病综合征患者。

陈皮醋煮花生

原料：带皮花生仁1000克，陈皮50克，米醋150克，细盐、茴香各适量。

制法：将花生洗净，花生、陈皮放入大砂锅内，加水煮15分钟后，加米醋、细盐、茴香，改小火煮约1小时，至花生仁烂，后弃陈皮渣，将花生经过几次烘晒，至干透后备用。每日2～3次，每次20～30粒，作零食用。

适应证：对肾病综合征引起的水肿、食欲不振、腹胀等症有良效。

猪肚麦芒汤

原料：猪肚1个，大麦芒120克，红糖50克。

制法：将猪肚洗净，大麦芒用纱布包扎紧，连同红糖共放入砂锅内，加水煮汤，去渣。喝汤食猪肚，每日2次。

适应证：利尿，除胀满。主治水肿效佳。

蚕豆冬瓜汤

原料：蚕豆250克，冬瓜皮100克。

制法：将蚕豆、冬瓜皮洗净后，共入砂锅内，加水煮熟即成。吃豆饮汤，每日分2次食完，连用7日为1个疗程。

适应证：主治肾病综合征引起的水肿。

刀豆炖腰子

原料： 带壳刀豆100克，猪肾2只，姜、葱、绍酒、冰糖各适量。

制法： 将猪肾洗净，去臊腺，切成腰花，姜切片，葱切段，冰糖打碎，带壳刀豆备用；将上述材料放入锅内，加水2000毫升，置武火上烧沸，再用文火炖熬30分钟。每日2次，佐餐食用。

适应证： 滋补肝肾，利水消肿。适用于肾病综合征，见水肿、尿少、腰膝酸软、头晕耳鸣等，证属肝肾阴虚者。猪肾有养阴补肾之功，含蛋白质15.5%，另含烟酸及维生素C等，有补肾止遗、止汗利水之功。刀豆能温肾助阳。

杜仲羊腰汤

原料： 羊腰2个，杜仲20克，食盐、姜、葱、料酒各适量。

制法： 将羊肾剖成两半，去除臊腥物，在冷水中浸泡片刻，去掉血水。将杜仲用干净纱布包起来待用，取砂锅一只，置旺火上，放入清水，将羊腰与杜仲药袋放入，大火烧开后，加盐、料酒、葱、姜片，改用文火炖至熟。每日1次，佐餐食用，连用5～7日为1个疗程。

适应证： 温阳补肾，强壮筋骨。适用于肾病综合征，见水肿、腰膝酸痛、脚软无力、阳痿等证，属肾阳虚者。羊肾能补肾气、益精髓；杜仲能补肝肾、强筋骨、益精气、安胎。二者合用，能有效提高免疫力，改善临床症状尤佳。

枸杞子炒鲜虾

原料： 枸杞子50克，松子仁40克，鲜虾仁100克，白糖30克，葱、绍酒各适量。

制法： 将鲜虾仁洗净，枸杞子、松子仁去杂质，将炒锅加素油，烧至六成热时，加入葱、虾仁、松子仁、枸杞子、绍酒、白糖，炒熟即成。每日1次，佐餐食用。

适应证： 主治肾病综合征引起的全身水肿、腰痛等症。

黑豆炖田鸡

原料：黑豆100克，田鸡500克。

制法：将田鸡洗净后放入锅中，加水适量。并放入洗净的黑豆和少许盐，炖至豆烂肉熟为止。吃肉、豆，喝汤，分次服用。

适应证：对肾病综合征引起的下肢水肿明显、蛋白尿、低蛋白血症、食少、乏力等症有良效。

栗子糕

原料：栗子1000克，白糖500克。

制法：将栗子下锅水煮1小时，待冷后去皮，加白糖捣烂如泥，用酒瓶盖为模制成糕点。酌量食用。

适应证：对肾病综合征引起的腰酸膝软、食少腹泻等症有良效。

牛肉蚕豆汤

原料：牛肉250克，鲜蚕豆200克，食盐少许。

制法：将牛肉洗净切块，同鲜蚕豆共入锅中加水适量，煨炖熟烂，加盐调味即成。佐膳食，每日1剂，连用7～10日为1个疗程。

适应证：健脾、补气、消肿。适用于肾病综合征，见水肿、少尿、食欲不振等症。

冬瓜草鱼杞子汤（《饮食疗法》）

原料：冬瓜500克，草鱼250克，枸杞子50克，料酒、盐、葱段、姜片各少许。

制法：先将草鱼去鳞、鳃、内脏，洗净；将冬瓜去皮、瓤，洗净，切块；再将草鱼油煎至呈金黄色，与冬瓜一并入锅，加清水适量煮汤，沸后以文火煨炖3～4小时，加适量姜、葱、盐、料酒调味，酌量分次食用。

适应证：水肿、蛋白尿及血脂升高者。

金樱子粥（《饮食辨录》）

原料：金樱子 10～15 克，山药 30 克，芡实 15 克，粳米（或糯米）50～100 克。

制法：先煮金樱子、山药、芡实，再取浓汁去渣，同粳米或糯米煮粥。

适应证：蛋白尿、血脂增高但水肿不明显者。

玉米须炖蚌肉（《饮食疗法》）

原料：玉米须 30～60 克，蚌肉 100～150 克。

制法：将以上药物共煮，食肉喝汤，隔日服 1 次。

适应证：血中蛋白浓度下降，血脂升高及水肿。

5 慢性肾功能不全药膳

砂仁鲫鱼（《饮膳正要》）

原料：砂仁 6 克，鲫鱼 500 克，胡椒、陈皮、荜茇各 3 克，葱 10 克，生姜 20 克，蒜 2 块，花生油 50 克，盐少许。

制法：先将鲫鱼去鳞、鳃及内脏，洗净；再将各种佐料装入鱼腹之中，用棉线缝好，下油锅中煎，待鱼变黄时，即可捞出沥油；再将鱼放于砂锅中，加入清水，待煮沸后，再煮 10 分钟即成。

适应证：慢性肾功能不全，症见脾胃虚弱、食欲不振、大便稀薄、小便不利者。

琼花虾仁汤

原料：燕皮 100 克，猪肉、虾仁各 200 克，鸡蛋 1 只，青菜 250 克，胡萝卜片少许，上汤 1 碗，生粉、猪油、味精、盐、葱、豆腐各适量。

制法：将虾仁和猪肉剁碎，加入鸡蛋，下少许葱、盐、味精、生粉拌匀，用燕皮将鸡蛋打散放在豆腐中，加味精、盐，生粉拌匀，倒入菜盘中，上面放胡萝卜、青菜叶，隔水蒸熟。用锅煮 1 大碗水，加味精、盐，水沸，倒入燕皮馄饨，再煮沸 10 分钟，再倒入菜盘中和各物即成。

适应证：此汤有补肾壮阳、补充蛋白质之功效。适用于慢性肾衰竭多尿期。

玉米西瓜香蕉汤

原料：玉米须60克，西瓜皮200克（干品50克），香蕉3根，冰糖适量。

制法：先将玉米须、西瓜皮洗净、切块，香蕉剥去皮。再将用料一起放入砂煲内，加清水4碗，用文火煲至1碗，冰糖调味，分两次服用。

适应证：此汤有滋阴祛湿、利尿消肿之功效。适用于慢性肾衰竭的肝肾阴虚夹湿。症见肝肾阴虚外，尚有尿频尿痛、尿流不畅、舌苔根部黄腻等。

薏苡仁鸡汤

原料：鸡2000克，薏苡仁500克，清水1500毫升，生姜20克，盐0.5克，胡椒粉、味精各3克，葱、料酒各15克，党参适量。

制法：将鸡去净毛及内脏，剁去脚爪，洗净，入沸水锅中汆去血水洗净。党参、薏苡仁洗净，生姜洗净拍破，葱洗净用整棵；将砂锅加入清水，放入鸡、薏苡仁、党参、精盐、生姜、葱、胡椒粉、料酒，置大火上烧开，打去浮沫，改用小火慢烧2小时左右，至鸡肉熟为度。从砂锅中拣出姜、葱不用，放入味精调味即成。

适应证：此菜汤鲜味美，肉质细嫩，薏苡仁香甜，有健脾和胃，化气利水之功效。适用于慢性肾炎、肾衰多尿期、水肿、风湿疼痛、虚劳羸瘦、泄泻、小便频等病证。

莲子龙须猪肉汤

原料：莲子40克，腐竹、猪瘦肉各100克，龙须菜45克，味精少许。

制法：将腐竹、龙须菜水发后，切细，猪瘦肉洗净切片，同莲子共入锅中，加水适量煮汤调入味精即成。每日分两次服完，连用20~30日。

适应证：此汤富含蛋白质，有清热利肠、收摄蛋白、降压降脂之功。适用于肾衰竭多尿期和肾病引起的高血压、动脉硬化及肾癌等病症。

海鲜豆腐汤

原料：鱼片200克，虾仁、菜心各150克，豆腐3块，胡椒粉、调味品适量。

制法：起油锅将豆腐爆过，捞起；鱼片、虾仁放于碗中加生油、盐、糖、味精、胡椒粉拌匀；锅中放入适量清水并烧开，水滚时下鱼片、虾仁、豆腐，滚几次后，加菜心，汤成后加盐调味。

适应证：此汤富含蛋白质，有补肾益精之功效。适用于慢性肾衰竭多尿期。

芝麻兔

原料：黑芝麻30克，兔1只（约1000克），葱、姜各20克，麻油、味精各3克，卤汁、花椒各适量。

制法：将黑芝麻淘洗干净，入锅炒香备用；兔去皮、爪、内脏，洗净，放入锅内，加适量水煮，氽去血水，撇沫后，放入葱节、姜片、花椒等；将兔肉煮熟捞出，稍晾凉，再放入卤汁锅内，用文火煮约1小时，捞出剁成小块，装盘；碗内放味精、麻油调匀，边搅边将黑芝麻放入，然后浇在兔肉上即成。

适应证：补血润燥，补中益气。适宜慢性肾炎患者。

生姜饮

原料：生姜50克。

制法：取生姜切碎后，压榨取生姜汁2~3匙，每次可少饮1小匙。

适应证：用于尿毒症，时而呕吐、恶心、饮食难进、脾胃气虚者。

陈皮苏叶粥

原料：陈皮、苏叶各15克，粳米50克。

制法： 将粳米熬粥，快熟时加入陈皮、紫苏叶，盖紧盖焖 5～10 分钟即可。

适应证： 用于尿毒症时作恶心、饮食不进、食欲不振者。

伏龙肝粥

原料： 伏龙肝 200 克，粳米 100 克。

制法： 将伏龙肝煎汤，滤取上清液，而后用此水熬粥；亦可用此水煎服中药。

适应证： 用于尿毒症患者，长期胃纳欠佳者。

蒸龙眼肉（《食物与治病》）

原料： 龙眼肉 50～100 克。

制法： 将龙眼置于碗中，隔水蒸熟。每日分 2～3 次食用。

适应证： 体虚乏力、失眠、腰痛。

虫草金龟（《四川中药志》）

原料： 金钱龟 1 只（约 200 克），冬虫夏草 10 克，沙参 12 克，火腿瘦肉 50 克，猪瘦肉 200 克，鸡汤 500 克，猪油、食盐、味精、胡椒面、黄酒、葱、生姜各适量。

制法： 将活金钱龟放入盆中，倒沸水烫 2～3 分钟，取出从头后下刀，揭去硬壳，剁去头和爪尖，刮净黄皮，洗净；将猪瘦肉用开水煮透捞出，温水洗净。将沙参用温水润透切片，待用；取一大砂锅，将沙参放入底部，上面放金龟肉块，虫草放于龟肉周围，再把火腿肉、猪瘦肉放在周围，加入鸡汤、猪油、葱、生姜、黄酒，盖好盖子，上笼蒸熟烂取出；捞出火腿、瘦肉、生姜、葱不用，再加适量的食盐、味精、胡椒面即成。分顿食用。

适应证： 适用于体弱、阳痿、遗精、痨瘵骨蒸、久咳、咯血、肺虚燥咳等患者食用。

薏苡仁粥（《本草纲目》）

原料：薏苡仁 30 克，白糖适量。

制法：将薏苡仁洗净，置于砂锅内，加水适量，再将砂锅置武火上烧沸，后用文火煨熬。待薏苡仁熟烂后加入白糖即成，随意饮食。

适应证：本粥可作为慢性肾功能不全患者的主食，可长期服用，有益气、健脾除湿、消肿的功效。

冬瓜粥《粥谱》

原料：新鲜连皮冬瓜 80～100 克（或干冬瓜仁 10～15 克，新鲜冬瓜仁 30 克），粳米 100 克。

制法：将冬瓜用刀刮后洗净，切成小块，再同粳米一起置于砂锅内，一并煮成粥即可（粥内不要放盐）；或先用冬瓜仁煎水去渣，再加入粳米一同煮粥。每日早晚两次，常食有效。

适应证：适用于慢性肾功能不全患者，能利尿消肿。

莲须芡实粥

原料：莲须 5 克，芡实 15～20 克，粳米 50 克。

制法：将莲须、芡实煎煮取汁，对入粳米中一同煮粥。

适应证：蛋白尿、遗精。

加味生地粥（《二如亭群芳谱》）

原料：生地黄汁 50 毫升（或干地黄 60 克），薏苡仁 30 克，粳米 100 克，生姜 2 片。

制法：用新鲜生地黄适量，洗净后切段，每次榨取生地黄汁 50 毫升，或用干地黄 60 克煎取药汁。先用粳米与薏苡仁加适量水煮粥，沸后加入生地黄汁和生姜，煮成稀粥食用，每日服 1～2 次。

适应证：本粥可作为肾功能不全患者的主食，可长期服用，有补肾、养胃、利尿的作用。

冬瓜皮蚕豆汤

原料： 冬瓜皮40～60克，蚕豆60克。

制法： 将冬瓜皮、蚕豆洗净后共煮为汤，加适量调味品，饮汤食蚕豆。

适应证： 水肿。

黄精散（《本草纲目》）

原料： 黄精100克。

制法： 将黄精九蒸九晒，研成细末。每次服6克，用米汤送服，每日1～2次。

适应证： 腰酸乏力，体虚气弱，遗精阳痿。

第六章

三分钟肾病经络疗法

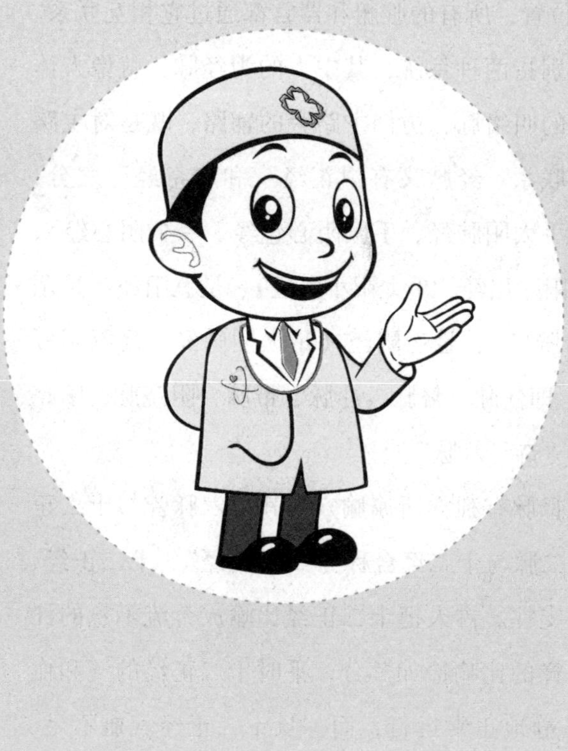

经络的认识

经络的定义

经络就像是看不见、摸不着的管道，贯穿人体的四肢百骸、五脏六腑、经筋皮肤。中医上说，经络是运行气血、联系脏腑和体表及全身各部的通道，是人体功能的调控系统。经络学也是人体针灸和按摩的基础，是中医学的重要组成部分。经络学说是中医学基础理论的核心之一，源于远古，服务当今。在两千多年的医学长河中，经络一直为保障中华民族的健康发挥着重要作用。

经络“内连五脏六腑，外连筋骨皮毛”，在人体中纵横交错地形成了一个有机的整体，而身体的气血精微都运行于经络中。它就像人体内的河流，从大河到小溪，分布于身体不同的位置，所有的脏腑和器官都通过它相互联系。按照中医的解释，经络实际上分别指两种系统，其中大的为经脉，就像人体内的环路，连接重要的部位；小的叫络脉，仿佛主路旁的辅路，既是对主路的补充，又可以增加细微之处的联系。经脉又有“正经”和“奇经”之分，正经有十二条，包括手三阴经（手太阴肺经、手厥阴心包经、手少阴心经）、手三阳经（手阳明大肠经、手少阳三焦经、手太阳小肠经）、足三阳经（足阳明胃经、足少阳胆经、足太阳膀胱经）、足三阴经（足太阴脾经、足厥阴肝经、足少阴肾经）。奇经有八条，即任脉、督脉、冲脉、带脉、阴跷脉、阳跷脉、阴维脉、阳维脉，通常称作“奇经八脉”。

在奇经八脉中，只有任脉和督脉有独立所属腧穴，其他六脉皆与十二正经共用腧穴，故有人又将任、督二脉与十二经合称为“十四经”。十二正经、奇经八脉是经络系统的两大重要支柱。古人把十二正经比喻成奔流不息的江河，把奇经八脉比喻成湖泊。这样的比喻恰如其分，平时十二正经的气和血奔流不息时，奇经八脉也会很平静地正常运行，而一旦十二正经气血不足、流动无力时，奇经八脉这个湖泊储存的“水”就会补充到江河中；反之，十二正经里的气血太多、太汹涌了，湖泊也会增大储备，使气血流动过来。只有这样，人的身体正常功能才会平衡。

从医学上来说，奇经八脉对全身经脉实际上起着联络和调节气血盛衰的作用。奇经八脉和十二正经相互调节、相互配合，才能保证身体的平安无事，就像土地跟大自然的降雨配合才能保证庄稼的收成。络脉是经脉的分支，有别络、浮络和孙络之分，起着人体气血输布的作用。别络是其中最大的部分，别络的名称来源于本经别走邻经之意，十二经脉和任、督二脉各自别出一络，加上脾之大络，共计 15 条，称为十五络脉，分别以十五络所发出的腧穴命名，具有沟通表里经脉之间的联系，统率浮络、孙络，灌渗气血以濡养全身的作用。从别络分出最细小的分支称为“孙络”，它同浮络一样输布气血，濡养全身。在全身络脉中，浮行于浅表部位的称为“浮络”，它分布在皮肤表面，主要作用是输布气血以濡养全身。这样一分析，人体经络运行图仿佛一张城市道路交通图一样，循行全身。有了这些主干和分支，气血就能在这些道路上有机地往复循行。一旦经络出现问题，不通畅了，身体里的气血就会出现“堵车”的现象，再严重的话，整个交通也就瘫痪了，人体也就生病了。所以平时我们一定要保持经络的通畅，只有这样才能保持健康。

经络对人体的作用

经络系统中，除奇经八脉、经别、别络、经筋、皮部各有其特定的功能外，经络的功能主要表现在运行全身气血以营养脏腑组织，联络脏腑器官以沟通上下内外，感应传导信息和调节人体各部分功能等方面。

1 运行全身气血，营养脏腑组织

气血是人体生命活动的动力和物质基础，机体的各个组织器官，均需气血的濡养才能发挥其正常的生理功能，而气血必须通过经络的传输才能布散于全身各处，以“内溉脏腑，外濡腠理”（《灵枢·脉度》），维持机体的正常生命活动。故《灵枢·本脏》说："经脉者，所以行气血而营阴阳，濡筋骨，利关节者也。"十二经脉是人体经络系统的核心，是气血运行的主要通道，其在内属络脏腑，在外连属五官九窍、四肢百骸。人体气血通过以十二经脉为中心的遍布全身上下内外的经络系统，周流不息，灌注渗透到各个组织器官中去，以提供充足的营养和能量，使其发挥正常的生理功能。与此同时，气血亦依赖经络的传注输送，通达于全身，发挥其营养机体、抗御外邪等重要作用。因此，经络的功能活动正常，气血运行畅通，各脏腑功能强健，则能抵御外邪的侵袭，防止疾病的发生；反之，经络失去正常的功能，经气不利，则御邪不力，外邪就会乘机入侵而致病。

2 联络脏腑器官，沟通上下内外

人体是由五脏六腑、五官九窍、四肢百骸等组成的复杂有机体，其各部分虽有各不相同的生理功能，但又共同组成一个有机的整体。这种相互联系、彼此配合及有机协调的关系，主要是依靠经络系统的联络、沟通作用实现的。由于十二经脉及其分支纵横交叉，入里出表，通上达下，相互络属脏腑，联络肢节；奇经八脉联系沟通十二正经，调节盈虚，使人体各个脏腑，以及体表各个组织器官之间有机地联结起来，构成一个内外、表里、左右、上下彼此之间紧密联系，协调共济的有机整体。经络在人体内发挥的沟通联系作用是多方位、多层次的，主要表现在以下四个方面：

（1）脏腑与体表、肢节的联系。脏腑与外周体表及肢节的联系，主要是通过十二经脉实现的。十二经脉中，手之三阴三阳经脉循行于上肢内外侧，足之三阴三阳经脉循行于下肢内外侧，而每条经脉又与体内脏腑有固定的络属联系，其经脉之气还结聚散络于经筋，并布散于皮部。这样，体表的筋肉、皮肤等组织与脏腑之间，通过十二经脉内属外连的联系而相互沟通。故《灵枢·海论》说："夫十二经脉者，内属于腑脏，外络于肢节。"

（2）脏腑与官窍的联系。位于体表的目、舌、口、鼻、耳和前阴、后阴等五官九窍，都是经络循行所过的部位，而经脉又多内属于脏腑。这样就使脏腑与官窍之间，通过经脉的沟通而联系起来。如手少阴心经属心，络小肠，系“目系”，其别络“系舌本”；足厥阴肝经属肝，络胆，绕阴器，系“目系”；足阳明胃经属胃，络脾，环绕口唇，挟鼻；手太阳小肠经、手少阳三焦经、足少阳胆经均进入耳中；足太阳膀胱经的经别“入于肛”等。这样使内在脏腑得以通过经络与官窍相互沟通而成为一个整体，脏腑的生理、病理便可以通过经络反映于相应的官窍。

（3）脏腑之间的联系。十二经脉中每一经都分别络属一脏一腑，从而加强相为表里的一脏一腑之间的联系，这是中医脏腑阴阳表里相合理论的主要结构基础。同时，有的经脉还联系多个脏腑，有的脏腑则有多条经脉通达。如足厥阴肝经属肝，络胆，挟胃，注肺中；足少阴肾经属肾，络膀胱，贯肝，入肺，络心；通达肺脏的经脉有手太阴肺经属肺，手阳明大肠经络肺，以及足厥阴肝经、足少阴肾经和手少阴心经。此外，经别又补正经之不足，如胃经之经别上通于心，胆经之经别贯心，等等。这样，通过经络的沟通形成了脏腑之间的多重联系。

（4）经脉之间的联系。十二经脉之间的表里阴阳相接，有一定的衔接和流注次序，并与任、督二脉构成首尾相连的整体循行系统。十二经脉之间还有多处相互交叉、交会，再加上经别、别络的沟通，更加强了彼此之间的联系。十二经脉还与奇经八脉之间纵横交错，而且奇经八脉之间亦彼此相互联系。如：十二正经中的手三阳经和足三阳经均会于督脉之大椎穴，阳维脉与督脉会于风府穴，故称督脉为“阳脉之海”；十二正经中的足三阴经以及奇经八脉中的阴维脉、冲脉均会于任脉，足三阴经又上连手三阴经，故称任脉为“阴脉之海”；冲脉前与任脉并于胸中，后通督脉，而任、督两脉又通会十二经脉，加之冲脉“其上者，出于颃颡，渗诸阳……其下者，并于少阴之经，渗三阴”（《灵枢·逆顺肥瘦》），容纳了来自十二经脉的气血，故称冲脉为“十二经脉之海”；督、任、冲三脉同起于胞中，故有“一源三歧”之称。以上经脉与经脉之间的多方面、多层次的联系，使经络成为一个具有完整结构的调节系统。

3 感应传导信息，调节机体功能

感应传导，是指经络系统对针刺或其他刺激的感觉、接收和传递的作用。人体作为一个具有自动调控功能的复杂系统，在生命的每一瞬间都有千万个信息变换过程发生，但无论这些信息的变换过程如何复杂，其传递一般都是在经络系统中进行，以气血为载体实现的。经络系统作为人体的信息传导网络，可以感受来自人体内外环境中的各种信息，并按其性质、特点和量度等传递至相应的脏腑组织、五官九窍、四肢百骸，反映或调节其功能状态。这种传导既可以发生在各脏腑组织器官之间，也可以发生于体表与内脏之间；既可以把局部的信息传至全身，又能把整体的信息传导于某一局部。如肌表受到外界某种刺激，其信息可由经络感受并传送至内脏，根据信息性质和强度的不同，而产生补或泻的作用。而内脏功能活动或病理变化的信息，也可由经络感受并传导于体表，反映出不同的症状，此即"有诸内必形诸外"的主要结构和生理基础。

经络系统通过对各种信息的接收、传递、变换等作用，自行调节气血的运行，协调脏腑的关系，以维持人体内外环境的相对平衡。如果人体的气血阴阳失去协调平衡，通过经络系统的自我调节，仍不能使其恢复正常，则发生疾病。当人体发生疾病时，即可针对气血失和、阴阳盛衰等具体证候，运用针灸、推拿、导引等方法，通过对适当的穴位施以适度的刺激，激发经络的调节自律作用，以"泻其有余，补其不足，阴阳平复"（《灵枢·刺节真邪》），达到调节脏腑功能，使之协调平衡之目的。经络的调节作用可根据机体原有的功能状态而表现出双向性，既可使亢奋者得以平抑，又可使抑制者转为兴奋。如针刺足三里穴既可增进肠蠕动以治疗腹胀，又可抑制肠蠕动之亢进以治疗泄泻。

4 调节脏腑器官的功能活动

经络能调节人体的功能活动，使之保持协调、平衡。当人体的某一脏器功能异常时，可运用针刺等治疗方法来进一步激发经络的调节功能，从而使功能异常的脏器恢复正常。

中医经络疗法

经络是人体的一种奇特的生命结构。经络如网状遍布全身，经气濡养着人体五脏六腑。经络线上有数百个穴位，刺激这些穴位便可通过经络作用于全身。五脏六腑如同灯泡，经络如同导线，其上的穴位就如同开关。经络能沟通气血，联络脏腑，协调阴阳。中医经络疗法就是利用经络的这些特性，根据中医经络理论，按照中医经络和腧穴的功效主治，采取针、灸、推拿、按摩、刮痧等方式，刺激经络穴位，以激发精气，达到调和气血、梳理经络、调理脏腑、调和阴阳、解除疼痛等目的，而最终实现驱邪治病，使机体恢复阴平阳秘的和谐状态的一种养生方法。

中医经络疗法与普通的疗法区别在于：第一，从手法上，普通的按摩治疗只能到达皮、脉、肉，而经络疗法则可在此基础上深入到达筋、骨层；第二，从疗效上，普通的按摩只能达到放松效果，而经络疗法则可达到医疗效果，有病治病，无病防病。

中医经络疗法根据中医“通则不痛”的原理，通过舒经活络，打通血脉来进行康复保健，改变了以往看病必须打针、吃药的常规，有助于更好地避免药品的副作用，特别对不能用药或有药物过敏反应者，采用此疗法治疗，更为适宜。

中医经络疗法都有哪些注意和禁忌症状?

注意事项：

（1）操作后半小时内不得接触冷水、冷食。

（2）酗酒是该疗法的大忌，应用中医经络疗法前需要戒酒。

（3）严重心脏病和精神不正常的人忌用此法。

（4）饭后30分钟内不得从事该疗法的康复治疗。

禁忌症状：

（1）有出血倾向的疾病。

（2）怀孕妇女、生理期中的女性（痛经、闭经者除外）。

（3）脓疮、急性化脓炎症。

（4）传染性皮肤病患者、紫斑病患者。

（5）严重精神病患者。

（6）严重心、肝、肾疾病患者。

（7）皮肤有开创性伤口。

（8）体内有金属等异物（如搭桥、支架、心脏起爆器、钢板，节育环除外）。

肾病的经络疗法

按摩疗法

1 按摩简介

按摩，又称推拿，古称按硗、案机等，是我国劳动人民在长期与疾病斗争中逐渐总结认识和发展起来的。

在原始社会，人们在生产劳动时或与野兽搏斗中，必定有一些外伤发生。一旦身体某部分出现疼痛，他们自然地用手去抚摸、按揉逐步收到效果；当人体的某一部位受到损伤出血时，人们便本能地用手按压以止血；当损伤使局部部位隆起时，人们又本能地通过抚摩、揉动使隆起变小或消失，从而缓解了肿痛。人类本能地重复应用一些能够祛病的抚摸、按揉手法，经过时间的延续，这些手法得到发展和积累。在长期的认识实践过程中，按摩逐渐从无意识的偶然动作演变成为人们自由运用的系统的治疗方法。在几千年前，我国祖先就为按摩奠定了基础，并逐步形成我国的按摩学科。

按摩简便易行、安全可靠、行之有效，是一种通过不同手法刺激身体的局部，而达到舒筋活血、松弛肌肉、调节人体新陈代谢作用的保健养身方法。

2 按摩的作用

按摩是以中医的脏腑、经络学说为理论基础，并结合西医的解剖和病理诊断，而用手作用于人体体表的特定部位以调节机体生理、病理状况，达到理疗目的的方法，从性质上来说，它是一种物理的治疗方法。经络贯通于人体内外、上下联络脏腑，贯通九窍，是气血运行的途径，也是津液输布的网络。经络壅阻，人体气血不畅，阴阳失调，就会产生疲劳和病变。中医学认为，按摩能调节阴阳平衡，疏通气血经络，而且还能够活血化瘀、强身壮骨、调整脏腑、增强人体抗病能力等。西医认为，按摩不但可以调整内分泌、加强胃肠蠕动、拨离组织粘连等作用，而且具有调节大脑皮质功能，使大脑神经产生冲动，进而达到兴奋或抑制神经作用。

我国传统中医认为，按摩能够平衡阴阳、调和脏腑、疏通经络，从而达到扶正祛邪的作用。大量科学研究实践证明，各种按摩手法是由各种动作所产生的力在机体上引起的一系列反应，人体接受按摩以后，能使大小循环系统畅通，血流丰富，改善血液循环，加速人体各器官组织的新陈代谢，消除疲劳，解除病痛，具有延年益寿之功效。按摩在肾病之水肿、腰痛等症的治疗及康复方面疗效平稳，是一个不容忽视的辅助措施。

3 肾病患者如何按摩

肾病患者进行按摩治疗，仅是一种辅助措施，对此患者应有所认识，应该全面理解肾病的综合治疗。下面介绍一些常用的适合肾病患者的按摩疗法，患者可根据病情选择运用。

（1）自我按摩

1）擦鼻：用两手中指指腹擦鼻的两侧，由攒竹至迎香。有通鼻升窍之效，可用于防治本病之体虚感冒。

2）浴面：两手搓热，手指并拢，手掌摊开，紧贴面部，以双手中指的指腹部为先导，分别从鼻翼两旁的迎香穴开始，沿鼻柱两侧向上推擦，经目内眦、眉头至前额部，然后两手左右分开，横推至两鬓，两掌心也随之掩眼而过，由两鬓再向下，经过颞部的太阳穴及耳前、面颊等部，返回到鼻翼两旁之起点，再重新开始，按上述路线循环进行。浴面有畅通气血、祛散风寒、明目通窍、醒脑提神及美容等作用。可用于防治感冒、头痛、神经衰弱等。对慢性肾炎体虚易感冒者甚宜。

3）运顶：五指略微张开，按于额上，由前向后，顺手运顶摩发，宛如梳头之状。因五指分开，正好作用于分布在头顶部的五条经脉，头颞两侧又是胆经的分野，故运顶有疏通气血、散风行湿、清泄肝胆之火的作用，可用于防治本病之高血压、失眠、头痛、神经衰弱等症。

4）推胸胁：用一手的手掌平放在同侧胸部的乳头上方，斜行向下推抹，途经前胸正中两乳头之间（膻中穴），推向对侧的胁肋部。推胸胁法有宽胸利气、止咳化痰、平喘降逆、疏肝利胆、和胃消食、散瘀除积等作用，经常练习，可产生增强呼吸功能、促进血液循环等综合效应。对慢性肾炎引起的水肿、高血压、纳差等均有效。

5）揉中脘：以一手掌大鱼际部紧贴中脘穴，另一手掌叠于掌背之上以助其力，两手协调做顺时针方向揉动，有健脾和胃、助消化之功效。适用于慢性肾炎及慢性肾衰竭而见胃脘痞满、胀痛、食欲不振、恶心呕吐等症。

6）摩腹：用一手手掌心掩于脐部，另一手手掌重叠其上，从脐下两横指处的气海穴开始，手掌紧贴腹壁，做以脐为中心的顺时针方向，直径由小到大，呈螺旋状的揉摩运动，一直扩展到整个腹部，如此反复数次。摩腹可健脾和胃，消食导滞，化湿散瘀，利水通淋，补气生血，温养下元。因六腑以通降下行为顺，脐下气海穴为“元气蓄藏之海”，故摩腹不仅能理气通腑，而且能激发振奋元气而起强壮作用，是较常用的自我保健法之一。适用于防治慢性肾炎所致消化不良、腹胀、泄泻及下元虚冷、夜尿频多等症。

7）擦少腹：两手掌分别紧贴两侧胁部，由外上向内下方斜擦，具有温补脾肾的功效。适用于慢性肾炎之脾肾阳虚证。

8）搓腰：两手掌根紧按腰部脊柱两侧，稍用力上下擦动，动作要快速有力，配合腰部活动，以腰部发热为度。搓腰活腰有壮腰健肾作用，如同时按摩两侧胁肋部，谓之“运动水土法”。“水”指肾，“土”指脾，具有加强脾肾两脏功能的作用，适用于慢性肾炎之脾肾两虚证。

9）揉腰眼：两手握拳，以食指掌指关节突起部（拳尖）按揉腰眼穴。具有健腰益肾作用，适用于防治慢性肾炎的腰酸、腰痛。

10）捶骶：手握空拳，敲打骶部，两拳交替，一起一落。用劲轻重适当，灵巧而有节奏。因骶部正中一线为督脉的起始段，捶之可振奋督脉的阳气，上病下取而用于慢性肾炎之高血压。若将捶打范围扩大至臀部，对防治腰腿痛也有较好效果。

11）拿肩：以一手的四指指端与拇指指腹部相对合，用力捏拿对侧肩胛骨上的斜方肌肌腱，食指、中指指端着力于肩井穴处。然后，一捏一放，一紧一松，逐渐向肩胛、肘臂处挪移，可直拿至腕掌。拿肩法可通行气血；拿曲池穴（臂弯纹头外侧）能疏风解表，清热降压，适用于慢性肾炎之高血压或伴有风热感冒者；拿内关穴（掌侧腕上约两横指处）能和胃宽胸，养心安神，适用于慢性肾炎及尿毒症而见恶心、呕吐、胃病、纳差、心慌、胸闷等症。

12）运膏肓：两手自然下垂，转摇两侧肩关节，带动肩胛骨，以作用于背部的膏肓穴。适用于慢性肾炎体虚日久或伴有肩背酸痛者。

13）揉膝：膝关节屈曲，将两手掌近拇指根的大鱼际部，分别同时紧按在膝关节髌韧带两侧的凹陷处（膝眼穴）。随后带动该处皮肉做轻柔缓和的回旋揉动，一膝揉毕，再揉另一膝。揉膝有和气血、活筋络的作用。揉完膝眼穴后，膝内侧手掌上行至大腿内侧距髌骨上缘二横指处的血海穴按揉，可活血通经，清血分之热，适用于治疗慢性肾炎之血瘀有热者；同时膝外侧手下行至外膝眼穴下四横指处的足三里穴按揉，可健脾扶正，和胃降浊。血海、足三里穴是慢性肾炎以脾虚为主者的必选穴，也是常用的强壮穴之一。

14）擦足：屈膝盘腿，用一手靠小指一侧的手掌部，反复摩擦对侧一足的内侧面或底部，一般从内踝的后方开始，经内踝向下，斜行至脚掌心，来回摩擦。因“湿从足入，寒从脚起”，上述按摩部位是足少阴肾经的一部分，常行擦足之法，可促进肾气流动，精气充溢。既能温肾壮阳，祛除寒湿之邪；又能引热下行，导火泄降，此即所谓“引火归原”法。适宜于慢性肾炎患者长期应用。

（2）腰部按摩

1）推法：两手掌对搓至手心发热后，分别放至腰部，手掌向皮肤，上下按摩腰部，至有热感为止。可早晚各一遍，每遍约200次。此运动可补肾纳气。

2）摩法：两手握拳，手臂往后用两拇指的掌关节突出部位，自然按摩腰眼，向内做环形旋转按摩，逐渐用力，以至酸胀感为好，持续按摩10分钟左右，早、中、晚各一次。腰为肾之府，常做腰眼按摩，可防治中老年人因肾亏所致的慢性肌肉劳损、腰酸背痛等症。

（3）穴位按摩

肾病的治疗以药物治疗为主，饮食治疗为辅。除此之外，肾病还可以通过穴位按摩法来治疗。穴位按摩法是治疗肾病的有效途径，通过按摩一些穴位，可对肾病产生疗效。下面介绍一些对肾病康复有作用的穴位。

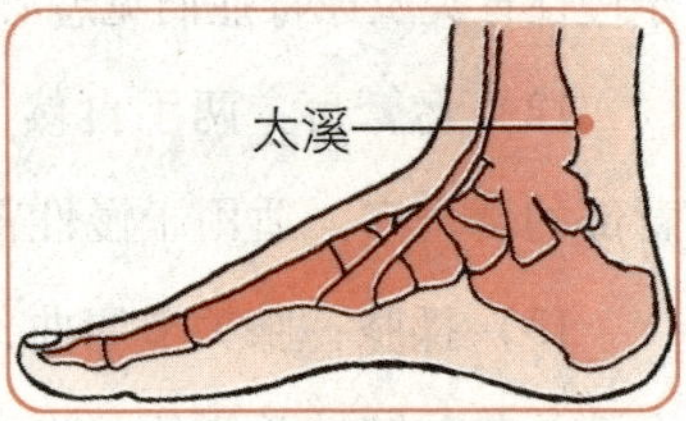

1）太溪穴：原穴都是治疗内脏方面有重要作用的穴位，而太溪穴就是足少阴肾经的原穴。一般认为在此穴施术，有益肾滋阴、通调冲任、清泻虚热之作用。故按摩太溪穴不但可治性功能障碍，在预防肾气不足、精液亏少、房事后阴茎痛等方面亦有一定的疗效。太溪穴的位置在内踝与跟腱之间的凹陷中，可平齐内踝尖取之。

按摩时，取坐式，用拇指、食指拿住穴位进行揉动，力度要求柔和，时间2分钟，此为捻动。或用拇指放于穴位上，然后加力，至自己勉强能忍受为止，持续半分钟。

2）肾俞穴：肾俞穴在腰部，位于第 2 腰椎棘突下，左右两指宽处。两手搓热后用手掌上下来回按摩 50～60 次，两侧同时或交替进行。对肾虚腰痛等有防治作用。

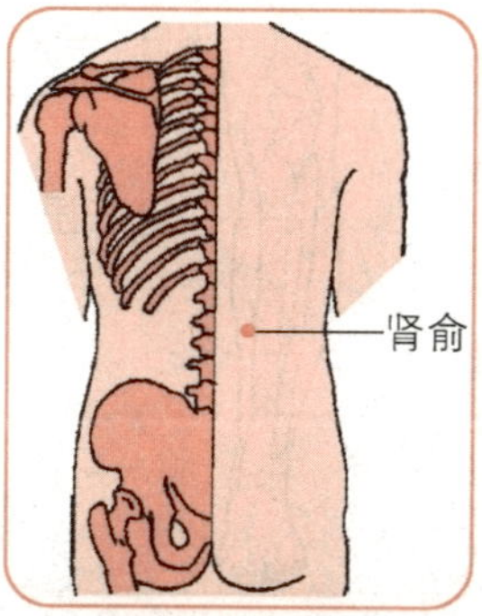

3）关元穴：关元穴位于脐下 3 寸，也就是大概脐下五横指左右的区域。将手搓热后，用右手中间三指在该处旋转按摩 50～60 次。能健肾固精，并可改善胃肠功能。

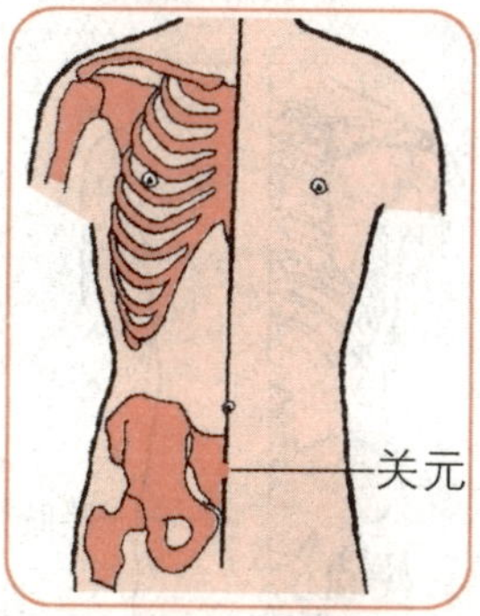

4）三阴交穴：三阴交穴在内踝尖直上 3 寸，胫骨后缘。每天坚持按揉两条腿的三阴交穴各 15 分钟以上，如果感觉用手指按揉比较累，可以用经络锤敲打，或者用筷子头按揉，效果也一样。肾病水肿、尿少、脾胃虚弱、高血压、月经不调、白带过多等症，都可通过本穴进行治疗。

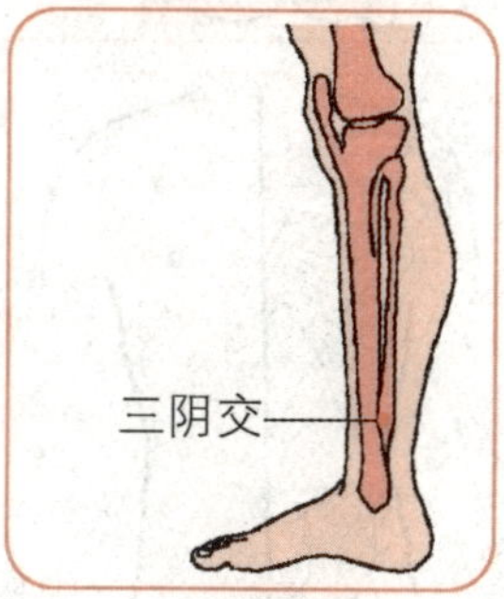

5）涌泉穴：涌泉穴位于足底心，在足掌的前 1/3 处，屈趾时凹陷处即是。此为足少阴肾经之要穴，被近人称为“长寿穴”，因为经常按摩此穴，有增精益髓、补肾壮阳、强筋壮骨之作用。故肾虚而有腰膝酸软、步履艰难、记忆衰减、性功能不振以及发脱耳聋、齿痛咽干等未老先衰症状者，可常按摩此穴。

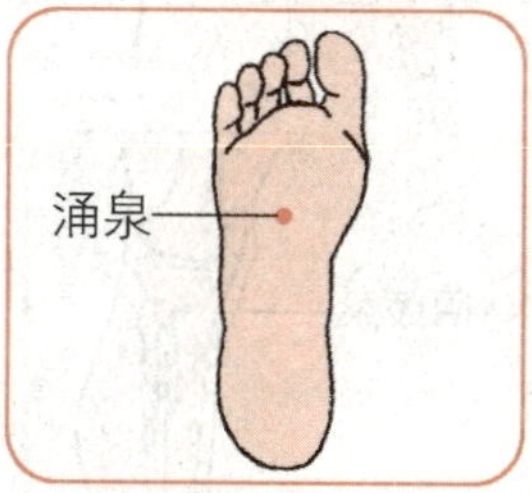

按摩时，每晚睡前盘腿而坐，足心向上。用双手分别按摩或屈指点压双侧涌泉穴，力度以按压该穴位至有酸胀感觉为好。每次做 50～100 下，如长期坚持，补肾强身效果较好。对不能做双盘腿坐的人，可采用单盘腿，逐一按摩或指压两足心。

6）足三里穴：足三里穴在小腿前外侧，当犊鼻下 3 寸，距胫骨前缘一横指（中指），是“足阳明胃经”的主要穴位之一，也是一个强壮身心的大穴。

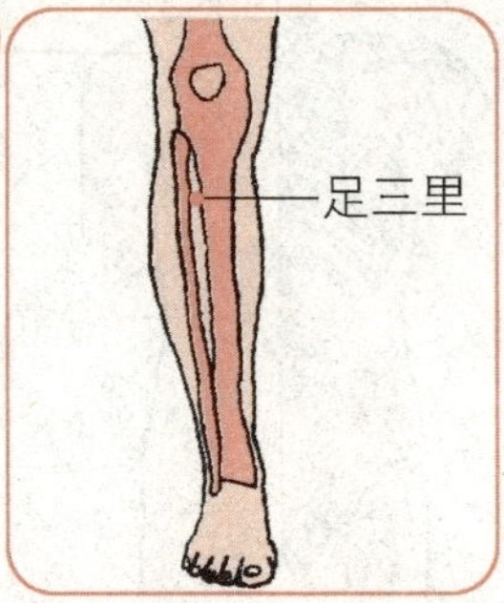

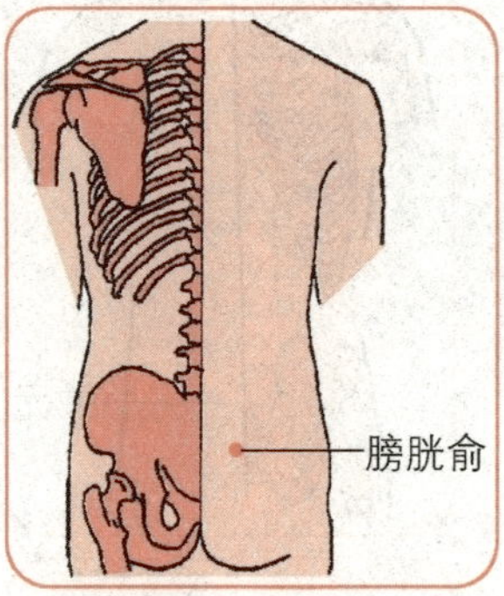

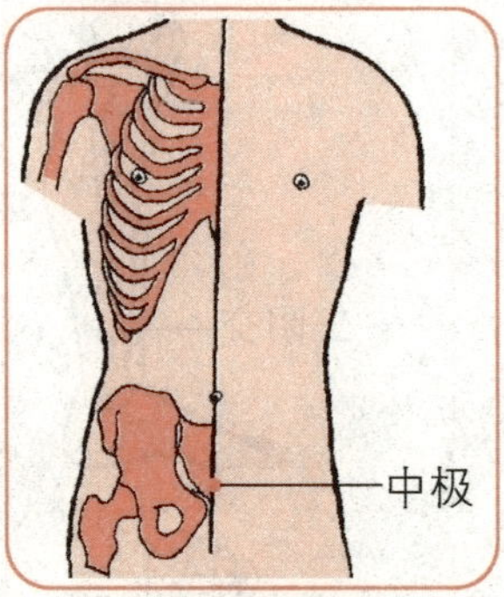

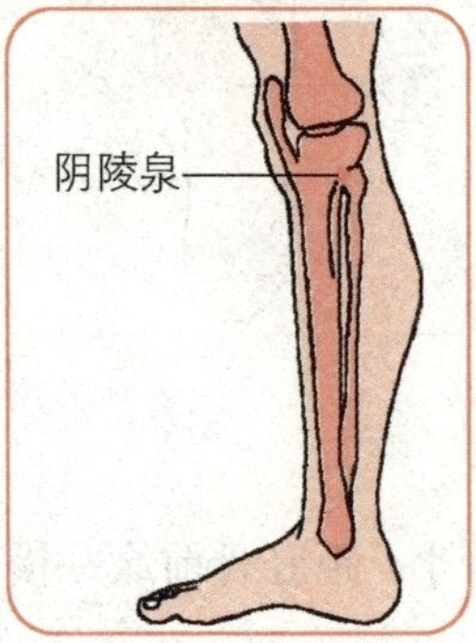

传统中医认为，按摩足三里穴有调节机体免疫力、增强抗病能力、调理脾胃、补中益气、通经活络、疏风化湿、扶正祛邪的作用。本穴位还常被用于尿毒症患者的急救。

按揉时，用拇指指面着力于足三里穴位之上，垂直用力，向下按压，按而揉之。其余四指握拳或张开，起支撑作用，以协同用力。让刺激充分达到肌肉组织的深层，产生酸、麻、胀、痛和走窜等感觉，持续数秒后，渐渐放松，如此反复操作数次即可。

7）膀胱俞穴：此穴位于身体骶部，第二骶椎左右二指宽处，与第二骶后孔齐平。可轻轻按揉此穴位。此穴的主治疾病为夜尿症、肾脏疾病等。

8）中极穴：中极穴为足三阴经与任脉交会之穴，在本穴施术，有通调冲任、清利膀胱之作用。常用于治疗遗精、遗尿、阳痿、疝气、尿闭、尿频、淋证、小腹痛、带下、崩漏等病。中极穴位置在腹正中线耻骨联合上 1 寸处，即关元穴下与耻骨联合处中间。

按摩时，取仰卧位或坐位均可。用指下按穴位，角度与体表成 45 度角，指尖指向尾骨，按至酸痛时加揉动，速度要求缓慢，时间 2 分钟，此为按揉法。或用指螺纹面在中极穴上环形摩动，速度要快，以温热为度，时间 3 分钟。

9）阴陵泉：阴陵泉穴在小腿内侧，当胫骨内侧髁后下方凹陷处（将大腿弯曲 90 度，膝盖内侧凹陷处）。拇指指端放于阴陵泉穴处，先顺时针方向按揉 2 分钟，再点按半分钟，以酸胀为度。水肿、腹胀、小便不利或尿失禁等症，皆可由本穴得到治疗。

10）列缺穴：列缺穴在前臂桡侧缘，桡骨茎突上方，腕横纹上1.5寸处，当肱桡肌与拇长展肌腱之间；微屈肘，侧腕掌心相对取之。可用按法、掐法、揉法、推法作用于此穴。尿血、尿蛋白、遗尿及咳喘等症皆可由本穴治疗，尤其适于急性肾病患者。

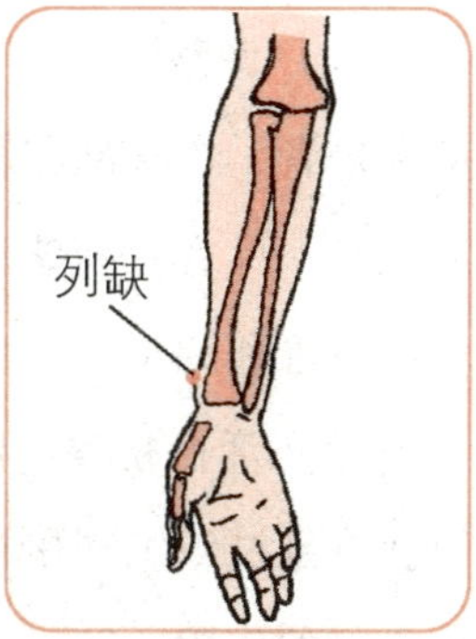

（4）摩肾堂疗法

摩肾堂疗法是一种自我按摩疗法，以按摩肾区为主，促进肾区气血流注，从而防治由于肾气虚引起的各种病症。

每日早晨起床和晚上临睡前，坐于床上，两足下垂，宽衣松带，舌抵上腭，闭目内视头顶，两手掌心置肾俞穴处。以鼻慢慢吸气，同时提肛，吸满后闭气不息，同时两手上下摩擦肾区各120次以上，多多益善。闭气至极则慢慢放气，同时放松全身。临睡前做毕即可卧睡；早起时做毕，则可小憩片刻后起床。

本疗法主要用于防治肾气不足所引起的腰酸腰痛、尿频、遗尿、尿失禁等，亦可用于肾虚阳痿、早泄、遗精以及腰肌劳损等。高血压、青光眼、脑动脉硬化、肝硬化等患者一般不宜应用本疗法，即使需要应用，宜在配合其他治疗措施下谨慎为之。另外，本疗法不宜于餐后立即操练，至少应在餐后半小时再进行。

刮痧疗法

1 刮痧简介

刮痧疗法是临床常用的一种简易治疗方法，流传甚久。刮痧是用边缘钝滑的器具，如铜钱、瓷匙、硬币、有机玻璃扣、小陶瓷杯或用水牛角特制的刮痧板等物，在人体一定部位的皮肤上刮动，使局部出现痧斑或痧痕，脏腑秽浊之气即经腠理通达于外，从而使周身气血得到畅通，达到治疗的目的。

2 治病原理

（1）调整阴阳：刮痧对内脏功能有明显的调整阴阳平衡的作用，如肠蠕动亢进者，在腹部和背部等处进行刮痧，可使蠕动亢进的肠道受到抑制而恢复正常；反之，肠蠕动功能减退者，则可促进其蠕动恢复正常。这说明刮痧可以改善和调整脏腑功能，使脏腑阴阳得到平衡。

（2）活血祛瘀：刮痧可调节肌肉的收缩和舒张，使组织间压力得到调节，以促进刮拭组织周围的血液循环，增加组织血流量，从而起到活血化瘀、祛瘀生新的作用。

（3）舒筋通络：刮痧疗法主要是增强局部血液循环，使局部组织温度升高。另外，在刮痧板直接刺激下，提高局部组织的痛阈，通过刮痧板的作用，使紧张或痉挛的肌肉得以舒展，从而可以消除疼痛。

3 肾病患者如何刮痧

刮痧只是一种辅助疗法，对于肾病患者而言，要谨慎选择。因为刮痧必使皮肤出现痧斑或痧痕，这常常造成肾病患者的皮肤感染而加重或诱发疾病，因此应尽量少用刮痧疗法。慢性肾病患者有出血倾向时要禁用。下面简单介绍一下急、慢性肾炎的刮痧方法。

4 急性肾炎的辨证刮痧疗法

风水相搏证

取穴：风门、肺俞、合谷、列缺、大椎、水分、阴陵泉。

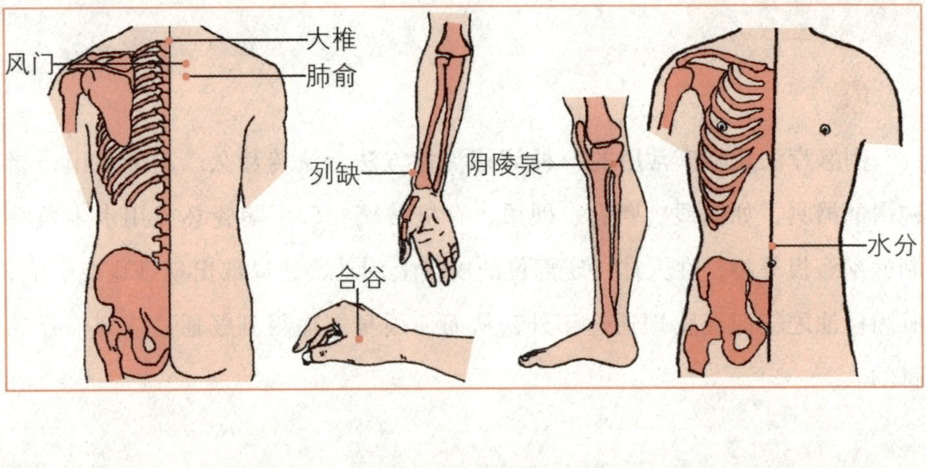

施术：患者俯卧，用刮痧板沿膀胱经刮风门、肺俞二穴，然后在督脉上刮大椎；患者仰卧，先刮小腿前内侧脾经的阴陵泉，然后刮任脉上的水分，最后刮手臂上的合谷和列缺。以上每穴刮拭20～30次，手法以泻法为主。痧退或3～6日后，再刮第二遍，至愈为度。

湿毒浸淫证

取穴：曲池、大椎、足三里、三焦俞、膀胱俞、肾俞、中极、阴陵泉。

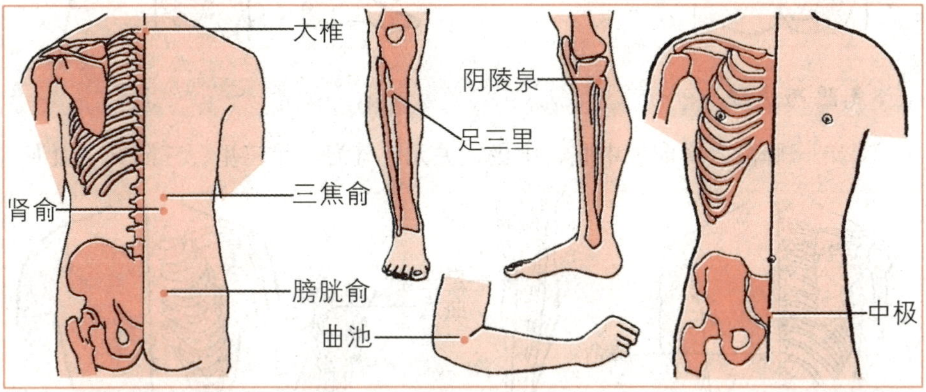

施术：患者俯卧，用刮痧板在其腰部沿膀胱经刮肾俞、三焦俞、膀胱俞三穴，然后刮督脉的大椎。患者仰卧，沿任脉重点刮其中极，随后沿小肠经重点刮手背部的后溪穴，再刮小腿前侧胃经的足三里和小腿内侧脾经的阴陵泉，最后刮手太阴肺经的曲池。以上每穴刮拭20～30次，手法以泻法为主。痧退或3～6日后，再刮第二遍，至愈为度。

水湿浸渍证

取穴：脾俞、肾俞、膀胱俞、三焦俞、阴陵泉、三阴交、足三里、水分、中极。

施术：患者俯卧，用刮痧板在其腰骶部沿膀胱经刮脾俞、肾俞、膀胱俞、三焦俞四穴。患者仰卧，沿任脉重点刮其中极和水分，最后刮小腿前侧胃经的足三里和小腿内侧脾经的阴陵泉和三阴交。以上每穴刮拭20～30次，手法以泻法为主，以出痧为度，但不应片面追求出痧效果。痧退或3～6日后，再刮第二遍，14日为1个疗程。

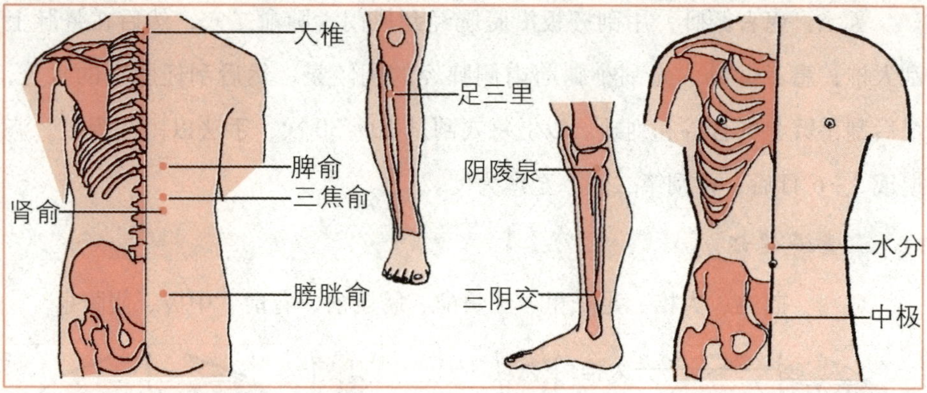

气阴两虚证

取穴： 脾俞、肾俞、中脘、中极、关元、气海、足三里、三阴交、血海。

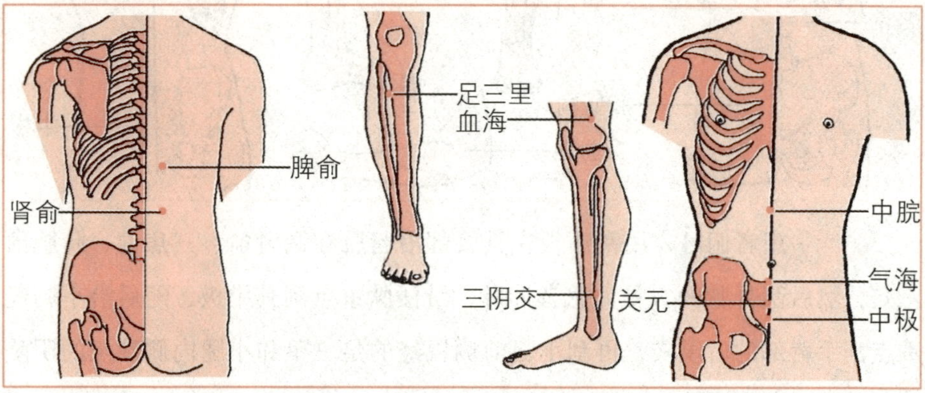

施术： 患者俯卧，重点用刮痧板在其腰骶部沿膀胱经刮脾俞、肾俞二穴。患者仰卧，沿任脉重点刮其中脘、气海、关元、中极，随后再刮下肢前侧脾经的血海及胃经的足三里，最后刮下肢内侧脾经的三阴交。以上每穴刮拭 20～30 次，以出痧为度，手法以补法为主。瘀退或 3～6 日后，再刮第二遍，14 日为 1 个疗程。

肾阴不足证

取穴： 脾俞、肝俞、肾俞、命门、志室、太溪、照海、足三里、三阴交、中极、涌泉。

施术： 患者俯卧，用刮痧板在其腰骶部由上向下，先刮督脉，后刮膀胱经和夹脊穴，重点刮脾俞、肝俞、肾俞、命门、志室等穴；患者仰卧，沿任脉重点刮其中极穴，再刮下肢前侧脾经的足三里，下肢内侧肾经的太溪、照海以及脾经的三阴交，最后刮足底肾经的涌泉穴。以上每穴刮拭20～30次，以出痧为度，手法以补法为主。一般3～6日后痧退，再刮第二遍，14日为1个疗程。

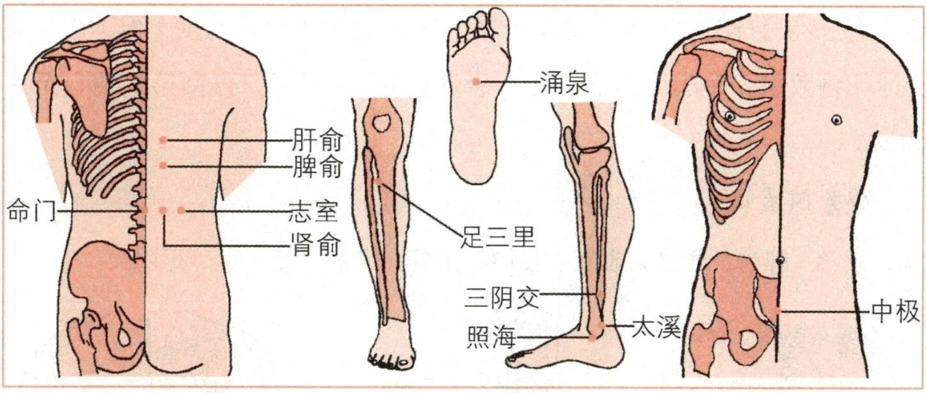

5 慢性肾炎的辨证刮痧疗法

慢性肾炎病程冗长，采用刮痧治疗一般需要2个月以上，手法多用补法。

湿热内蕴证

取穴： 肾俞、气海、膀胱俞、三阴交、足三里、后溪、行间、中极。

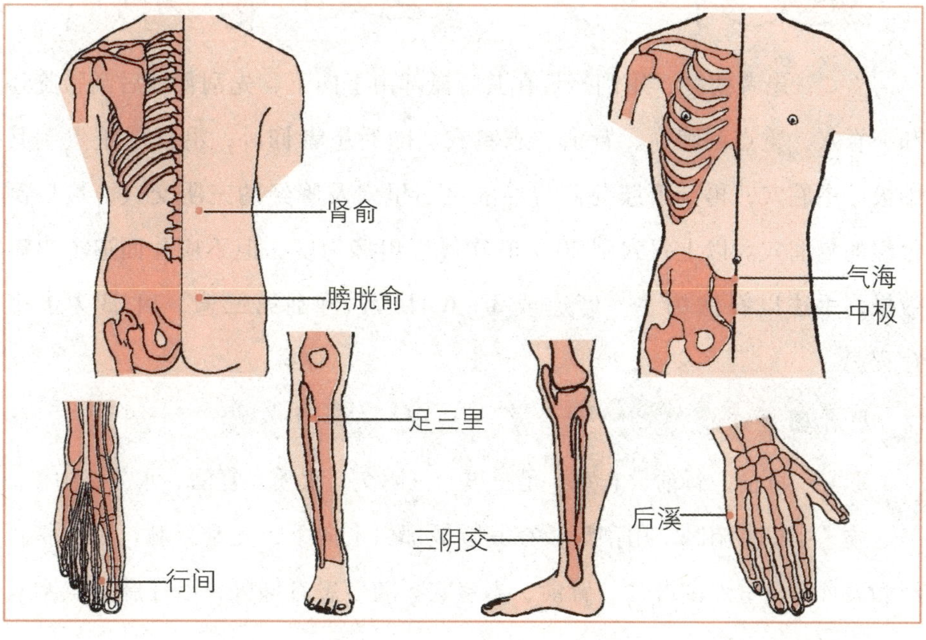

施术： 患者俯卧，用刮痧板在其腰骶部沿膀胱经刮肾俞、气海、膀胱俞穴。随后患者仰卧，沿任脉重点刮中极穴，随后沿小肠经重点刮手背部的后溪穴，再刮小腿前侧胃经的足三里穴和小腿内侧脾经的三阴交穴，最后刮足背肝经的行间穴。以上每穴刮 20～30 次，可以出痧为度，但不应片面追求出痧效果。手法以泻法为主。痧退或 3～6 日后，再刮第二遍，至愈为度。

脾肾阳虚证

取穴： 脾俞、肾俞、志室、复溜、中脘、中极、足三里、三阴交。

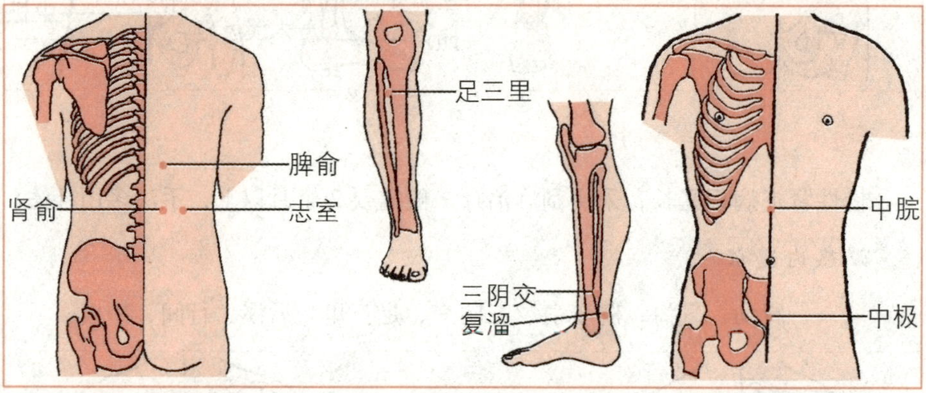

施术： 患者俯卧，用刮痧板在其腰骶部由上向下，先刮督脉后刮膀胱经和夹脊穴，重点刮脾俞、肾俞、志室穴。随后患者仰卧，沿任脉重点刮其中极、中脘穴，再刮下肢前侧胃经的足三里穴及脾经的三阴交穴，最后刮肾经的复溜穴。以上每穴刮 20～30 次，以出痧为度，但不应片面追求出痧效果，手法以补法为主。痧退或 3～6 日后，再刮第二遍，14 日为 1 个疗程。

肝肾阴虚证

取穴： 肝俞、肾俞、志室、足三里、三阴交、太溪、复溜、水分、中极。

施术： 患者俯卧，用刮痧板在其腰骶部由上向下，先刮督脉，后刮膀胱经和夹脊穴，重点刮肝俞、肾俞、志室穴。随后患者仰卧，沿任脉重点刮其中极、水分穴，再刮下肢前侧脾经的三阴交穴、下肢内侧肾经的太溪、复溜穴，以及胃经的足三里穴。以上每穴刮 20 ~30 次，以出痧为度，手法以补法为主。一般 3 ~6 日后痧退，再刮第二遍，14 日为 1 个疗程。

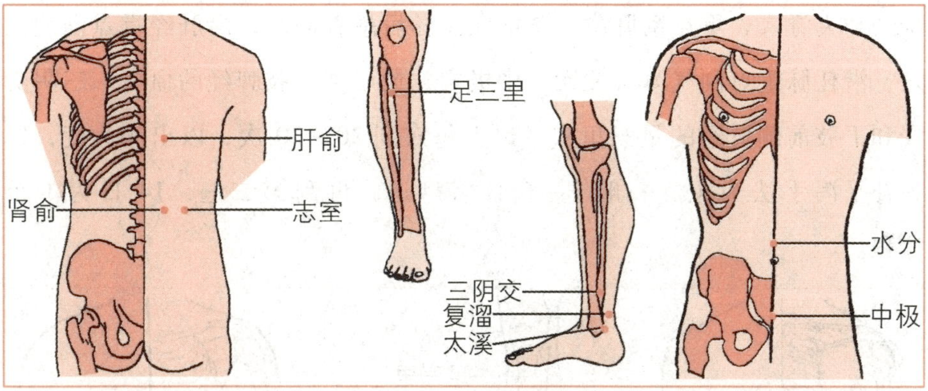

气阴两虚证

取穴： 脾俞、中脘、肾俞、志室、中极、水分、气海、血海、足三里、三阴交。

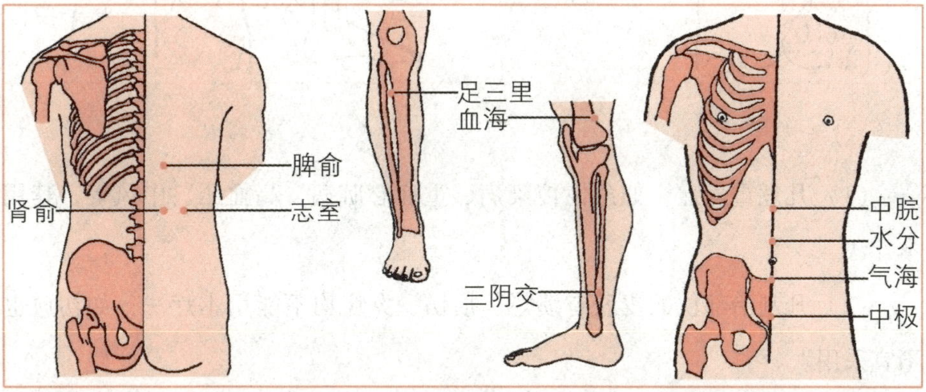

施术： 患者俯卧，用刮痧板在其腰骶部由上向下，先刮督脉，后刮膀胱经和夹脊穴，重点刮脾俞、肾俞、志室穴。随后患者仰卧，沿任脉重点刮其中极、水分、中脘、气海穴；最后刮下肢前内侧的血海、足三里、三阴交穴。以上每穴刮 20 ~30 次，以出痧为度，手法以补法为主。一般 3 ~6 日后痧退，再刮第二遍，14 日为 1 个疗程。

气虚血瘀证

取穴：肝俞、肾俞、气海、血海、足三里、三阴交、关元、中极、期门。

施术：患者俯卧，用刮痧板在其腰骶部由上向下，先刮督脉，后刮膀胱经和夹脊穴，重点刮肝俞、肾俞穴。随后患者仰卧，沿肝经重点刮期门穴，沿任脉重点刮气海、关元、中极穴，最后刮下肢脾经的血海、三阴交穴和下肢前侧胃经的足三里穴。以上每穴刮20～30次，以出痧为度，以平补平泻手法为主。一般3～6日后痧退，再刮第二遍，14日为1个疗程。

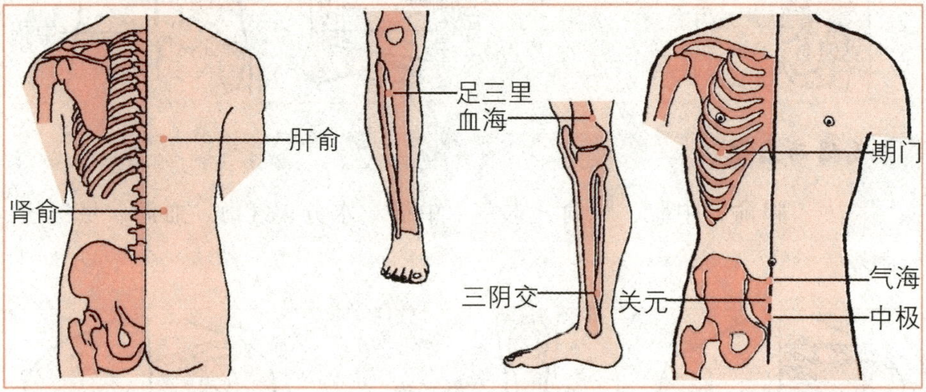

6 刮痧的注意事项

（1）凡危重病症，如急性传染病、重症心脏病、高血压、中风等，禁用本疗法。

（2）凡刮治部位的皮肤有溃烂、损伤、炎症均不能用本疗法，如初愈也不宜采用。

（3）饱食后或饥饿时，以及对刮痧有恐惧者忌用本疗法。

（4）有出血倾向的疾病，如血小板减少症、白血病、过敏性紫癜症等不宜用泻刮手法，宜用补刮或平刮法。如出血倾向严重者应暂不用此法。

（5）对新发生的骨折患部不宜刮痧，须待骨折愈合后方可在患部补刮。外科手术瘢痕处亦应在2个月以后方可局部刮痧。恶性肿瘤患者手术后，瘢痕局部处慎刮。

（6）原因不明的肿块及恶性肿瘤部位禁刮，可在肿瘤部位周围进行补刮。

针灸疗法

1 针灸简介

针灸是针法和灸法的总称。针法是指在中医理论的指导下把针具（通常指毫针）按照一定的角度刺入患者体内，运用捻转与提插等针刺手法，来对人体特定部位进行刺激，从而达到治疗疾病的目的。刺入点称为人体腧穴，简称穴位。灸法是以预制的灸炷或灸草在体表一定的穴位上烧灼、熏熨，利用热的刺激来预防和治疗疾病。通常以艾草最为常用，故而称为艾灸，另有隔药灸、柳条灸、灯芯灸、桑枝灸等方法。如今，生活中人们经常用到的多是艾条灸。针灸由“针”和“灸”构成，是东方医学的重要组成部分之一，其内容包括针灸理论、腧穴、针灸技术以及相关器具，在形成、应用和发展的过程中，具有鲜明的民族文化与地域特征。

2 针灸对肾病的作用

针灸治疗肾脏病的作用有三方面：

第一，通过刺激有效穴位，清理经脉中瘀滞的水、湿、痰、瘀诸邪，使经络通畅，气血得于运行至肾脏，化解肾内毒邪，恢复肾脏功能。

第二，通过刺激有效穴位，恢复经络沟通脏腑内外的作用，使脏腑五行生克的作用归于正常，从而使肾脏得于滋养，免于克伐，清气得入，浊气得出。

第三，通过刺激有效穴位，恢复正常的经脉运行次序，调节气血运行，使营卫固秘，有效抵抗外邪入侵，驱除入侵之邪，稳定病情，以免复发。

用现代的观点解释针灸的治疗作用就是：

第一，可以增加肾脏有效血液循环，带走炎症介质，清除免疫复合物，修复受损的固有细胞。

第二，调节细胞因子表达水平，抑制过激的免疫炎症反应，保护肾脏固有细胞。

第三，增强人体的固有免疫能力，减少感染，稳定病情，预防复发。

所以，在目前的状况下，肾脏病患者寻求中医针灸治疗不失为一种明智之选。

3 针刺对肾病的治疗

耳针

取穴： 肝俞、脾俞、肾俞、膀胱俞、神门穴。

施法： 每次选 2 ~ 3 穴，用毫针浅刺，中等刺激，隔日 1 次。适用于肾病综合征，症见水肿明显者。

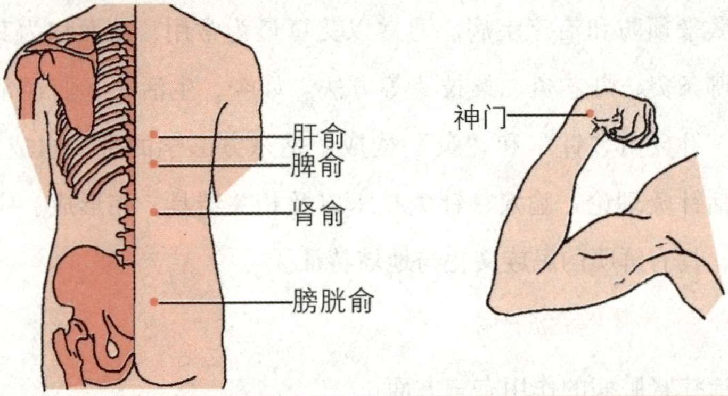

体针

方法一

取穴： 然谷、章门、偏历、阴陵泉、商丘、水分、中极、天枢穴。

施法： 取然谷穴，直刺，灸 3 ~ 5 分钟，留针 20 ~ 30 分钟；取章门穴，留针 20 ~ 30 分钟，以温肾助阳，化气行水。上肢肿，加取偏历穴；下肢肿，加取阴陵泉穴；足背肿，加取商丘穴；尿少，加取水分、中极穴；便溏，加取天枢穴。

方法二

取穴： 水分、脾俞、肾俞、列缺、天枢、关元、足三里、复溜穴。

施法：平补平泻，留针 20～30 分钟，以温阳健脾，行气利水。10 日为 1 个疗程。

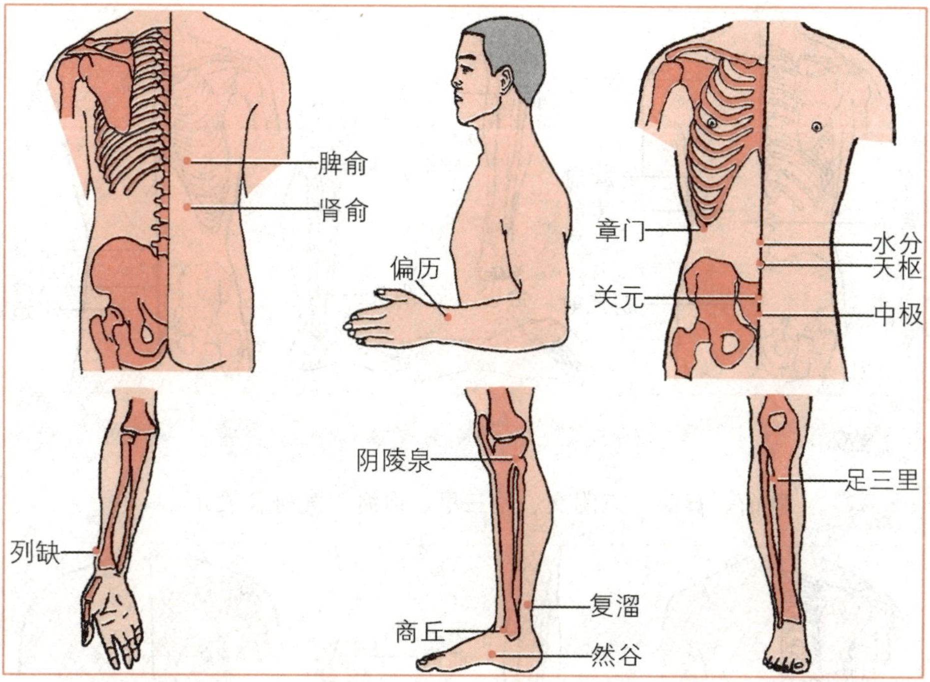

4 灸法对肾病的治疗

灸法就是用艾条灸烤穴位以治疗疾病。灸法需要的唯一工具就是艾条，艾条是由艾绒卷成的长条。灸法相对于针刺而言，具有更大的安全性，操作方法也十分简单。具体操作就是，将艾条的一端点燃后，用手持住另一端，将燃烧的一端对准所选用的穴位，进行灸烤，当烤到皮肤发红、疼痛时，把艾条移开稍后再烤，如此反复即可。注意在施灸时，选用穴位时要根据症状进行配伍，就如同用中药时要进行辨证施治一样。下面针对肾病的一些常见症状，介绍一些简单的艾灸方法。

水肿

取穴：水道、水分、三焦俞、膀胱俞、足三里、三阴交、气海。阳证配肺俞、合谷，阴证配脾俞、肾俞、阴陵泉。

灸法：可采用隔姜灸、隔盐灸，每次每穴灸 5 ~ 7 壮，每日灸 1 次；或用艾条灸，每次每穴灸 10 ~ 15 分钟，每日灸 2 次，每次可灸 3 ~ 5 穴。

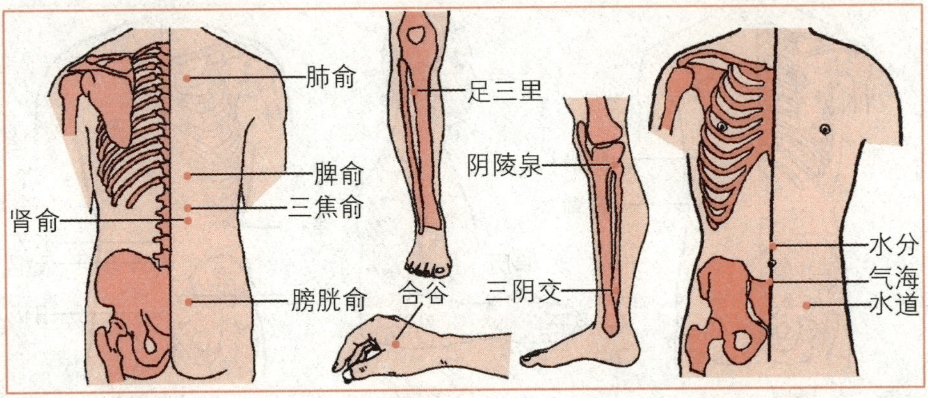

血尿

取穴：脾俞、肾俞、三阴交、足三里、血海、气海、关元。

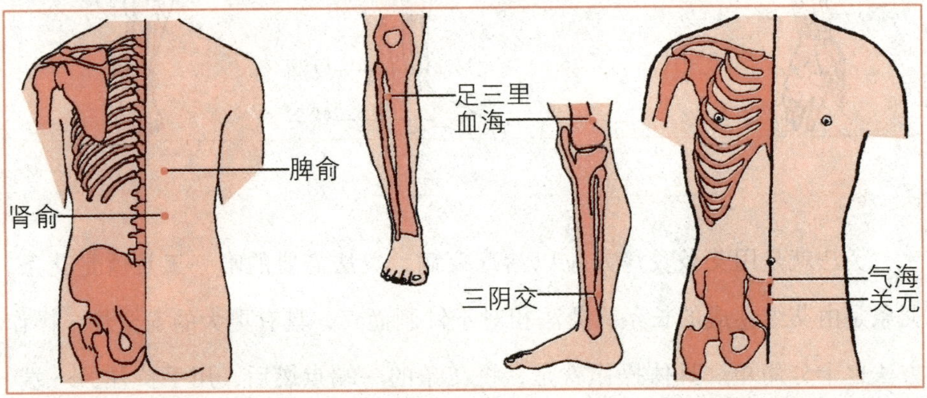

灸法：可采用艾条灸，每次选用 2 ~ 4 个穴位，每穴灸 5 ~ 10 分钟，每日灸 1 次。

小便不利

取穴：阴谷、三焦俞、膀胱俞、气海、肾俞、脾俞、委阳。

灸法：可用艾条温和灸，每次选用 3 ~ 5 个穴位，每穴灸 10 ~ 15 分钟，每日灸 1 次；或隔姜灸，每次选用 3 ~ 5 个穴位，每穴灸 5 ~ 10 壮，每日灸 1 ~ 2 次。

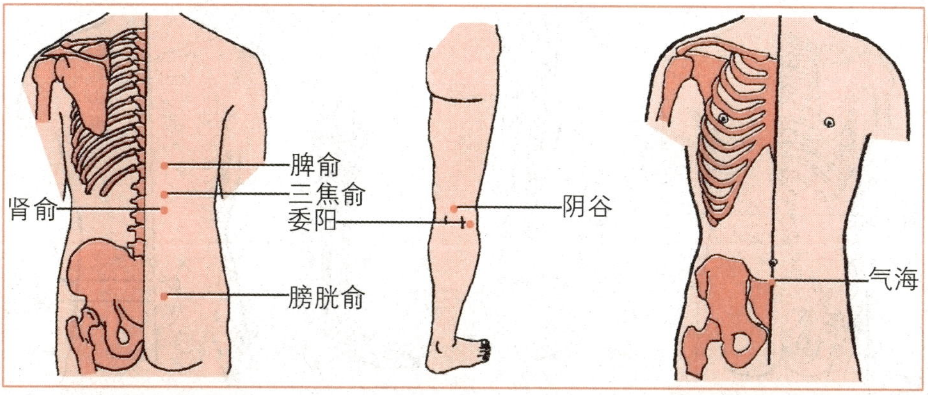

肾性高血压

取穴：风池、肝俞、行间、侠溪、太冲、太溪。

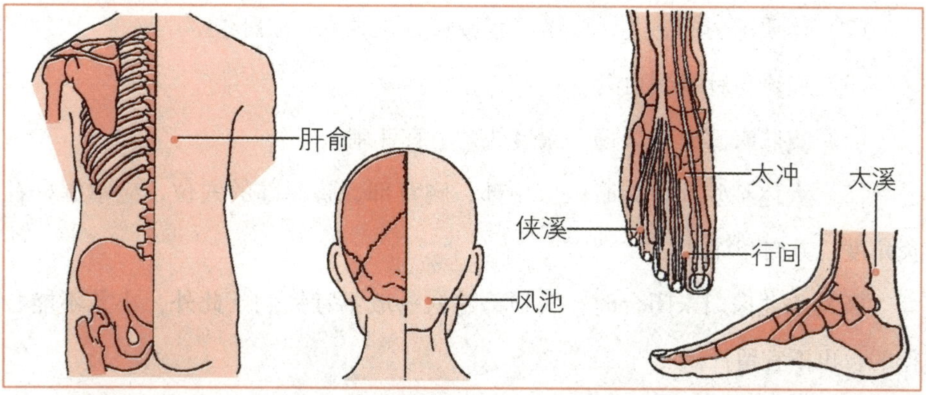

灸法：每次选用2～4个穴位，用艾条灸每穴灸15～20分钟，每日或隔日灸1次。

血尿

取穴：肾俞、关元、足三里与命门、气海、三阴交两组穴位。

灸法：温和灸，每穴5～10分钟，灸至皮肤红润灼热，每日1～2次，10次为1个疗程。

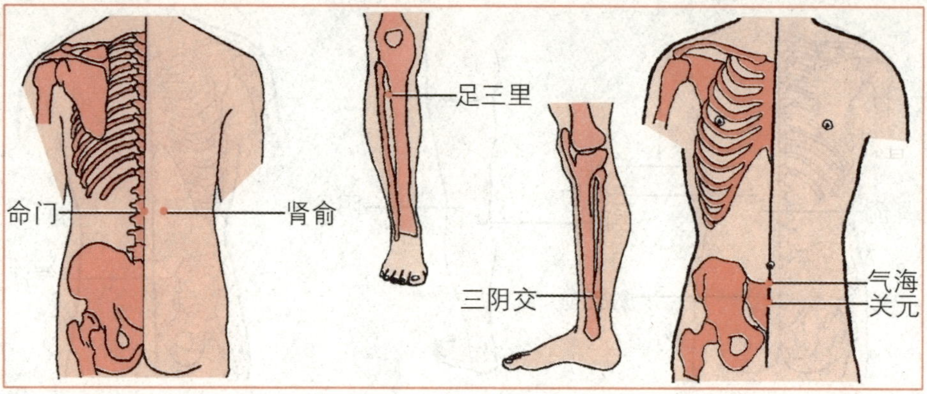

5 针灸的注意事项

（1）过度劳累、饥饿、精神紧张的患者，不宜立即针灸。

（2）体质虚弱的患儿，刺激不宜过强，并尽量采取卧位。

（3）应避免针刺到血管。

（4）皮肤有感染、溃疡、瘢痕处，不宜针刺。

（5）人体某些部位如眼区、项部、胸背部、胁肋部的穴位，应掌握好针灸角度、方向和深度。

（6）小儿囟门未闭合时，头顶部腧穴一般不宜针刺。此外，小儿不能合作的，也不宜留针。

拔罐疗法

1 拔罐简介

拔罐疗法（俗称火罐）是以罐为工具，利用燃烧、挤压等方法排出罐内空气，造成负压，使罐吸附于体表特定部位（患处、穴位），产生广泛刺激，形成局部充血或瘀血现象，以防病治病、强壮身体为目的的一种治疗方法。这种疗法可以逐寒祛湿、疏通经络、祛除瘀滞、行气活血、消肿止痛，具有调整人体的阴阳平衡、解除疲劳、增强体质的功能，从而达到扶正祛邪、治愈疾病的目的。

2 拔罐的种类

（1）竹筒火罐：取坚实成熟的竹筒，一头开口，另一头留节作底，罐口直径分3厘米、4厘米、5厘米三种，长短为8～10厘米。口径大的，用于面积较大的腰背及臀部；口径小的，用于四肢关节部位。至于日久不常用的竹火罐，过于干燥，容易透进空气。临用前，可用温水浸泡几分钟，使竹罐质地紧密、不漏空气，然后再用。南方产竹，多用竹罐。

（2）陶瓷火罐：使用陶土，做成口圆肚大，再涂上黑釉或黄釉，经窑里烧制的叫陶瓷火罐。有大、中、小和特小的几种，陶瓷罐，里外光滑，吸拔力大，经济实用，北方农村多喜用之。

（3）玻璃拔火罐：是中华传统医疗保健中医器具。

（4）抽气罐：用青霉素、链霉素药瓶或类似的小药瓶，将瓶底切去磨平，切口须光洁，瓶口的橡皮塞须保留完整，便于抽气时应用。有的用透明塑料制成，不易破碎。一般上置活塞，便于抽气。

（5）角制罐：系用牛角或羊角等加工制成，用锯在角顶尖端实心处锯去尖顶，实心部分仍需留1～2厘米，不可锯透，作为罐底。口端用锯锯齐平，打磨光滑。长约10厘米，罐口直径有6厘米、5厘米、4厘米三种。其优点是经久耐用，但因动物犄角不易收集而很少应用。

（6）紫铜罐：紫铜拔火罐是藏医、蒙医传统的拔火罐。

（7）砭石拔罐：取材于天然泗水砭石，经过车床制作而成。因为原料少，加工费时，拔罐效果更好，所以成本比较高。现在有的大型美容院、养生连锁机构会使用。

（8）硅胶拔罐：是用硅胶加工制成，通过按压产生负压，使罐吸附于体表的一种新兴拔罐。由于其使用方便，不需要额外的工具，现在多见于家庭使用。

3 拔罐的方法

拔罐的方法有多种，可分为火罐法、煮罐法、抽气罐法等。

（1）火罐法：利用燃烧时火的热力排出罐内空气，形成负压，将罐吸在皮肤上。具体操作有以下几种：

1）闪火法：用镊子夹95%的乙醇棉球，点燃后在罐内绕1～3圈再抽出，并迅速将罐子扣在应拔的部位上。这种方法比较安全，是常用的拔罐方法，但须注意的是点燃的乙醇棉球切勿将罐口烧热，以免烫伤皮肤。

2）投火法：将乙醇棉球或纸片燃着后投入罐内，乘火最旺时迅速将火罐扣在应拔的部位上即可吸住。这种方法吸附力强，但由于罐内有燃烧物质，火球落下很容易烫伤皮肤，故宜在侧面横拔。

3）贴棉法：取棉花一小方块，略浸乙醇，压平，贴在罐内壁的中下段或罐底，用火柴点燃后，将罐子迅速扣在选定的部位上，即可拔住。这种方法须注意棉花浸乙醇不宜过多，否则燃烧乙醇滴下时，容易烫伤皮肤。

4）架火法：用一不易燃烧和不易传热的物体，如小瓶盖等（其直径要小于罐口），放在应拔的部位上，上置小块乙醇棉球，点燃后迅速将罐子扣上。这种方法吸附力也较强。

5）滴酒法：在火罐内滴入95%乙醇1～3滴，翻倒后使其均匀地布于罐壁，然后点火燃着，迅速将罐子扣在应拔的部位上。采用这种方法须注意：滴入乙醇要适量，如过少不易燃着，过多往往会灼伤皮肤。

（2）煮罐法：此法一般是先用5～10枚完好无损的竹罐放在沸水或药液中，煮沸1～2分钟，然后用镊子夹住罐底，倒提出水面，甩出水液，迅速用凉毛巾紧扪罐口，立即将罐扣在应拔部位，即能吸附在皮肤上。煮罐时放入适量的祛风活血药物，如羌活、独活、当归、红花、麻黄、艾叶、川椒、木瓜、川乌、草乌等，即称药罐，多用于治疗风寒湿痹等症。

（3）抽气罐法：此法是将罐紧扣在穴位上，将注射器从橡皮塞刺入瓶内，抽出空气，使其产生负压，即能吸住。或用抽气筒套在塑料杯罐活塞上，将空气抽出，使之吸拔在选定的部位上。

以上各种方法，一般留罐10～15分钟，待施术部位的皮肤充血、瘀血时，将罐取下。罐大、吸拔力强时，可适当缩短留罐的时间，以免起泡。

4 拔罐对肾病的治疗

从中医的角度看，拔罐是驱寒除湿，对于一些痰湿患者来说，这是一个很好的治疗项目。但一定要在专业医师的指导下进行，切勿自行拔罐。下面介绍一下急、慢性肾炎的拔罐治疗。

(1) 急性肾炎的拔罐疗法

湿毒浸淫

取穴：肺俞、三焦俞、膀胱俞、大椎、足三里、中极、阴陵泉。

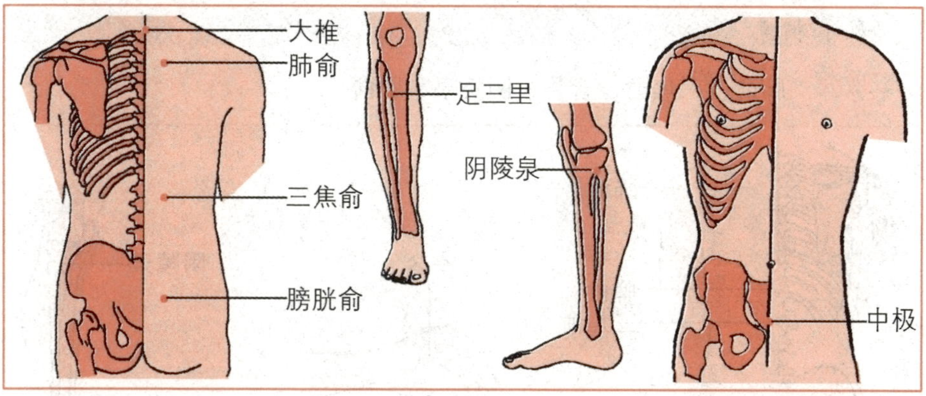

施术：先令患者取俯卧位，以三棱针点刺膀胱俞、大椎穴，再选用中等口径的玻璃罐以闪火法吸拔肺俞、三焦俞、膀胱俞、大椎穴，留罐 8 ~ 10 分钟；再令患者取仰卧位，选取中等口径的玻璃罐以闪火罐吸拔足三里、中极、阴陵泉，留罐 10 ~ 15 分钟。每日 1 次，7 日为 1 个疗程。

水湿浸渍

取穴：肾俞、脾俞、合谷、三焦俞、足三里、三阴交。

施术：患者取坐位，选用中等口径的玻璃罐以火罐法吸拔单侧肾俞、脾俞、合谷、三焦俞、足三里、三阴交穴，留罐 8 ~ 10 分钟。第二日再以同法吸拔另一侧穴位，留罐 8 ~ 10 分钟。双侧交替进行，每日 1 次，7 日为 1 个疗程。

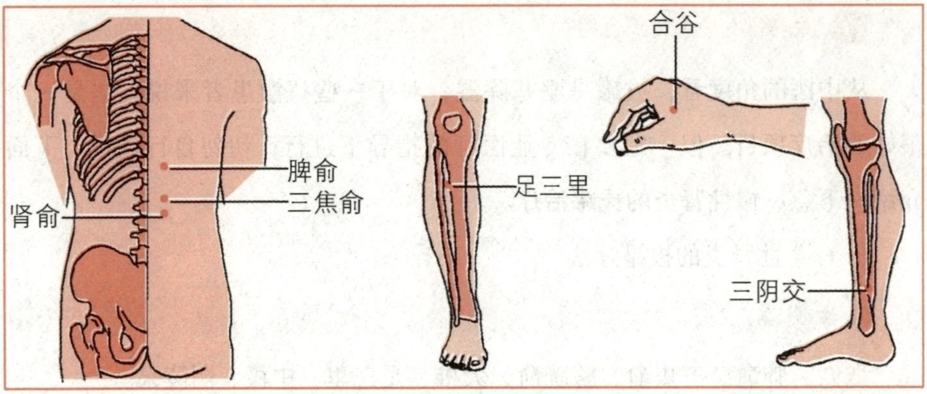

● 风水相搏

取穴： 肺俞、三焦俞、合谷、阴陵泉、脾俞。

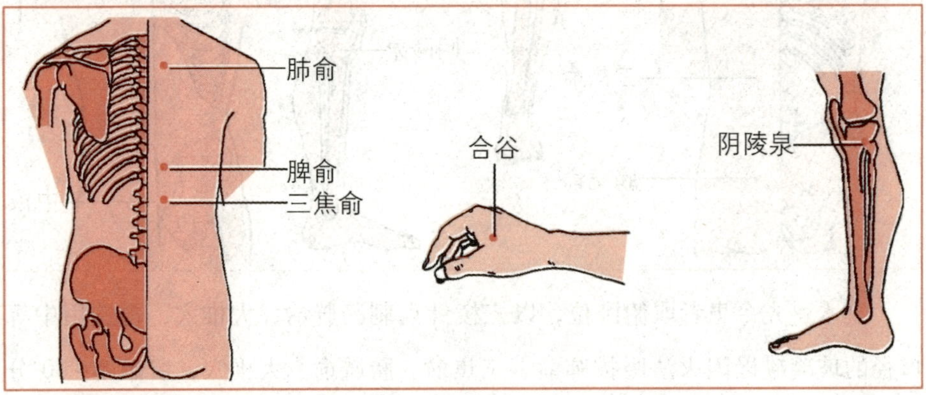

施术： 患者取坐位，选用中等口径的玻璃罐，以闪火法吸拔一侧脾俞、阴陵泉、肺俞、三焦俞、合谷穴，留罐 8 ~ 10 分钟。第二日再以同法吸拔另一侧穴位，留罐 8 ~ 10 分钟。双侧交替进行，每日 1 次，7 日为 1 个疗程。

● 肾阴不足

取穴： 脾俞、肾俞、内关、中极、三阴交。

施术： 患者取坐位，选用中等口径的玻璃罐，以火罐法吸拔单侧脾俞、肾俞、内关、中极、三阴交穴，留罐 5 ~ 10 分钟。第二日再以同法吸拔另一侧穴位，留罐 5 ~ 10 分钟。双侧交替进行，每日 1 次，10 日为 1 个疗程。

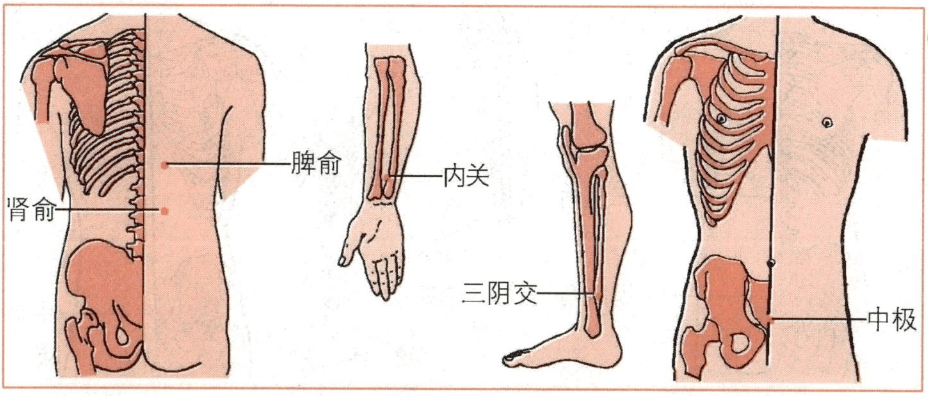

气阴两虚

取穴： 脾俞、膈俞、气海、关元、足三里、三阴交。

施术： 以上背部穴位，不留针；腹部穴，留针 30 分钟，手法用“子午”法，每日针 1 次，10 日为 1 个疗程。

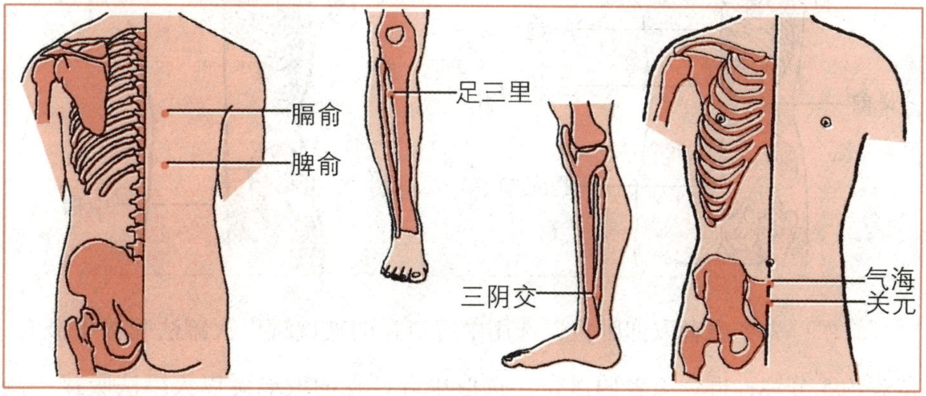

（2）慢性肾炎的拔罐疗法

湿热内蕴

取穴： 膀胱俞、三焦俞、中极、三阴交、阳陵泉。

施术： 先令患者取俯卧位，选用中等口径的玻璃罐，以火罐法吸拔膀胱俞、三焦俞穴，留罐 10 ~ 15 分钟；再令患者取仰卧位，选取中等口径的玻璃罐以火罐法吸拔中极、三阴交、阳陵泉，留罐 8 ~ 10 分钟。每日 1 次，7 日为 1 个疗程。

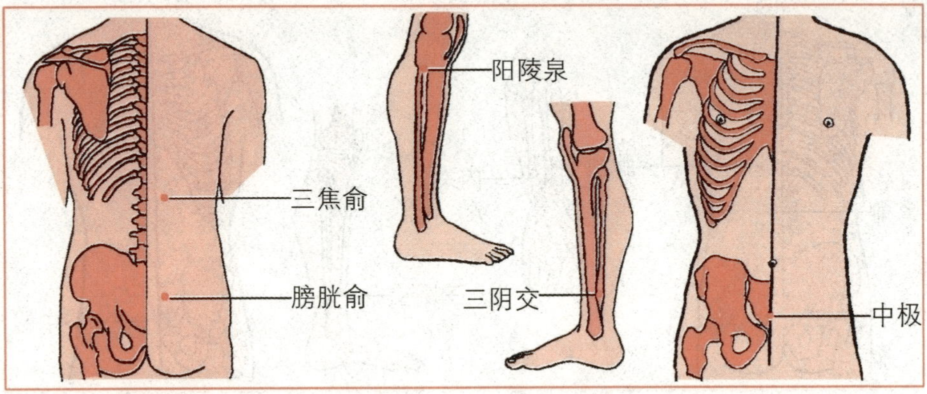

气虚血瘀

取穴：肾俞、肝俞、膀胱俞、三焦俞、中极。

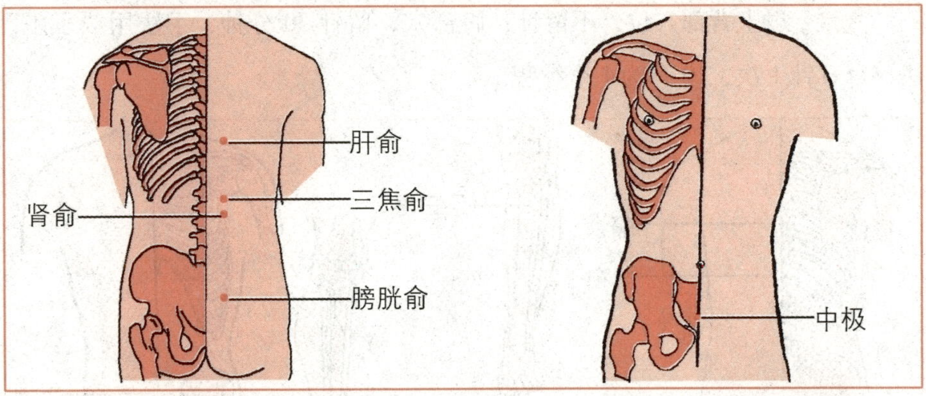

施术：先令患者取仰卧位，选用中等口径的玻璃罐以火罐法吸拔中极穴，留罐约5分钟；再令患者俯卧位，选取中等口径的玻璃罐以火罐法吸拔一侧肾俞、肝俞、膀胱俞、三焦俞，留罐5～10分钟。第二天再以同法吸拔另一侧穴位。双侧交替进行，每日1次，10日为1个疗程。

脾肾阳虚

取穴：脾俞、肾俞、中极、关元、三阴交、足三里。

施术：先令患者取仰卧位，选用中等口径的玻璃罐以火罐法吸拔中极、关元穴和双侧三阴交、足三里穴，留罐5～10分钟；再令患者俯卧位，选取中等口径的玻璃罐，以火罐法吸拔脾俞、肾俞，留罐5～10分钟。每日1次，

10日为1个疗程。

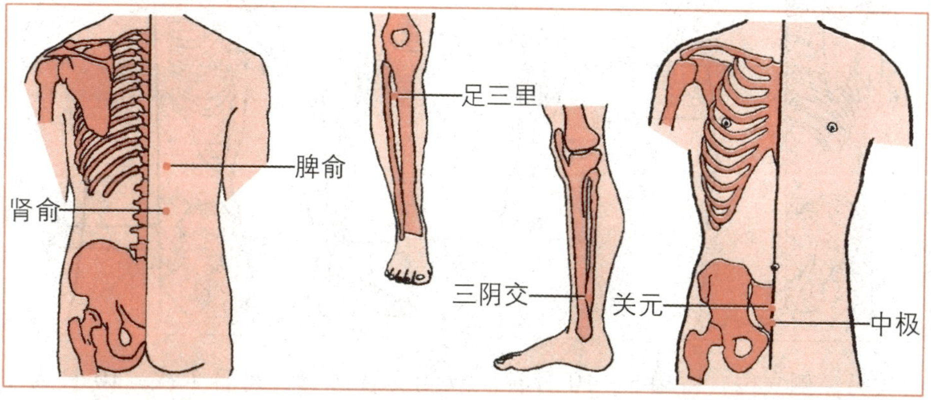

肝肾阴虚

取穴：肝俞、肾俞、胆俞、内关、足三里、三阴交。

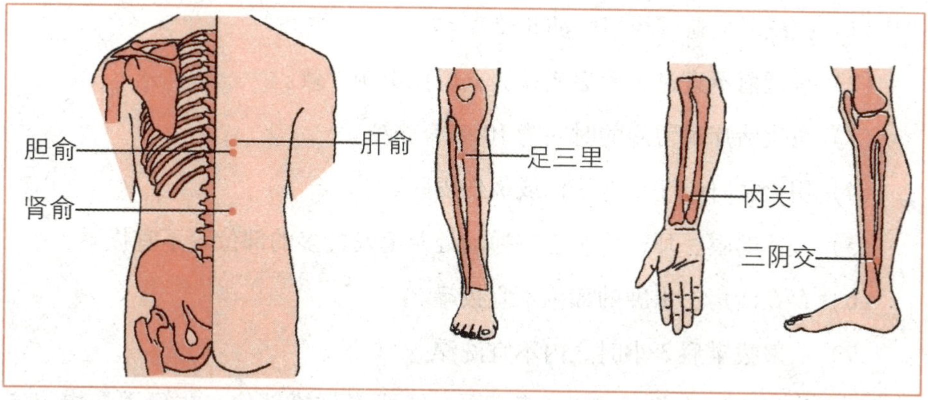

施术：先令患者取俯卧位，选用中等口径的玻璃罐以火罐法吸拔一侧肝俞、肾俞、胆俞穴，留罐8～10分钟；再令患者仰卧位，选取中等口径的玻璃罐以火罐法吸拔另一侧内关、足三里、三阴交穴，留罐10～15分钟。两侧交替进行，每日1次，10日为1个疗程。

气阴两虚

取穴：脾俞、膈俞、气海、关元、足三里、三阴交。

施术：患者取坐位，选用中等口径的玻璃罐以火罐法吸拔单侧脾俞、膈俞、气海、关元、足三里、三阴交穴，留罐5～10分钟；第二日再以同法

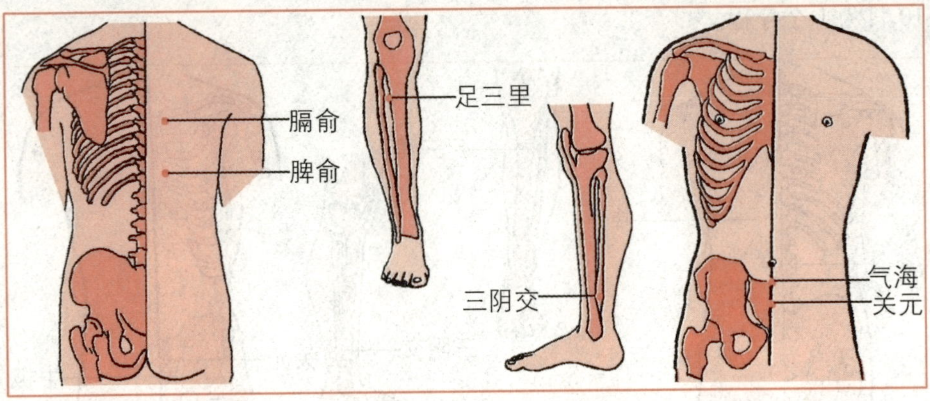

吸拔另一侧穴位，留罐 5 ~ 10 分钟。双侧交替进行，每日 1 次，10 日为 1 个疗程。

5 拔罐的注意事项

（1）拔罐时应避开风口，防止受凉。

（2）拔罐前不宜过于劳累或饮酒，以免影响疗效。

（3）每次治疗时留罐的时间为 10 ~ 15 分钟。

（4）用火罐时应注意勿灼伤或烫伤皮肤。

（5）人体的眼、耳、脐、心脏搏动处及毛发过多的部位等不宜拔罐。

（6）存在溃疡、水肿的部位不宜拔罐。

（7）一般拔罐后 3 小时之内不宜洗澡。

（8）注意清洁消毒。对施术者双手、受术者拔罐部位、拔罐用具均应清洁干净或做常规消毒。

第七章

肾病的日常养护

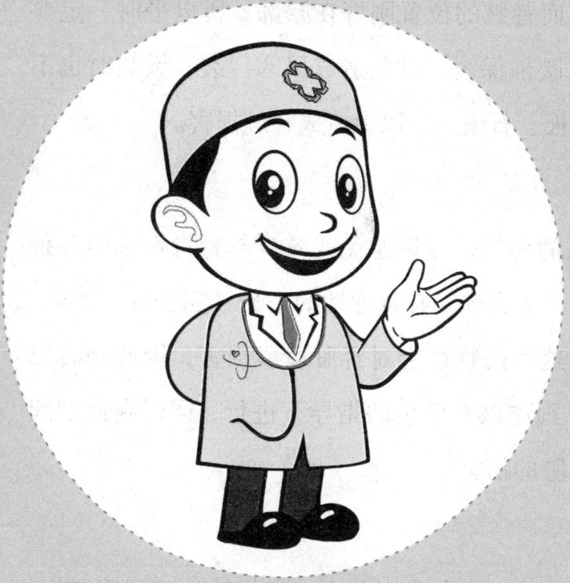

生活中如何保护好肾

肾脏是人体非常重要的排毒器官。人体新陈代谢产生的一系列废物及有害物质，都是通过肾脏代谢出的尿液排出体外，从而调节人体电解质、酸碱的平衡，保持正常的生命活动。肾功能一旦受到损害，不但会降低生活质量，甚至有可能演变成尿毒症而危及生命。因此，保护好肾脏功能，对人体的健康非常重要。那么在日常生活中究竟如何保护好我们的肾脏呢？下面我们来介绍一些肾脏养护的原则。

1 平时多喝水

人离不开水，水能帮助人将产生的废物排出体外，降低肾脏中有毒物质的浓度，以避免肾脏受损。另外，当人生病时，体内代谢产生的废物、有毒物质也会增加，此时多喝水也有助于将废物排出。

2 注意腰部保暖

腰部是最容易受寒的部位，而肾脏的位置刚好在腰部，所以平时一定要注意腰部的保暖。天冷时要注意腰部保暖，以免造成风寒侵袭；天热时也不能露宿，更不能光着上身睡在木板、石板上，以免造成肾脏损害。

3 防止药物对肾脏损害

尽量不用或少用肾脏毒性强的药物，尽量避免或减少与肾毒性强的各种毒物接触。如磺胺类、卡那霉素、造影剂，有肾毒性的中药（雷公藤、木通、牵牛子、苍耳子、草乌等）等，这些药物都会对肾脏造成损害，因此平时要慎用。如果需要服用治疗疾病，则应该在医生的指导下进行，同时在此期间患者还应该多喝水，以减少对肾脏的伤害。

4 注意尿路感染

该现象会随着年龄的增大而变多，尤其是老年人。像男性的前列腺增生、女性的盆腔疾病等，都很容易造成尿路感染，而尿路感染也是引起肾脏损害的一个最大的原因。因此，妇女月经期、妊娠期、产褥期等尤其要注意保持会阴部及尿道的清洁卫生，预防尿路感染。当发现自己患有此病时，一定要及时治疗。

5 控制血压

在这方面，老年人更需要注意，因为该年龄段的人常会出现肾动脉的内膜增厚的现象，而血压升高会加速该现象的发生。因此，平时要注意按时服药，适当运动并减重，这样才更有利于身体健康。

6 定期检查身体

定期检查身体，特别是尿液化验、肾功能化验，早期发现，及时诊治各种肾脏疾病。另外，验尿是最为简便、快捷地了解肾脏情况的方法。

7 注意饮食

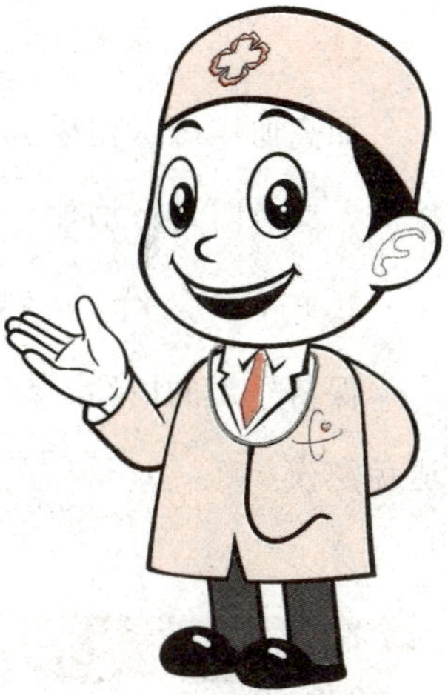

饮食应清淡、易于消化，特别要注意适当控制盐、蛋白质的摄入量。现代研究表明，过咸是许多疾病的危险因素，特别是心脑血管疾病。中医认为，五味之中，咸入肾，适度的咸可以养肾，过咸则伤肾。理想的食盐摄入量为每日 6 克。调查表明，我国绝大多数地区饮食过咸，北方最严重。北京人每日吃盐 14 ~ 15 克，东北人每日 18 ~ 19克，广东人比较符合健康标准，每日 6 ~ 7 克。经常吃咸菜是摄入盐过量的重要原因，应少吃咸菜。高蛋白饮食是加速肾功能损害的重要因素，老年人应格外注意。正常体重者可按下述标准大致估算蛋白质的摄入量：每日 1 个鸡蛋、1 份鲜奶、100 克肉食、100 克豆腐、300 ~400 克主食，加上蔬菜水果。

8 避免感染

年轻人患了感冒、肺炎等感染，一般对身体不会有大的影响，也很容易治愈。而肾功能已出现减退的人一旦发生感染，则难以应付这种额外负担，常可导致肾功能进一步损伤，甚至危及生命。所以，平时要加强锻炼，积极预防呼吸道感染及其他各种感染，同时注意预防扁桃体炎、龋齿、结核等疾病。

9 保持小便通畅

如果发生尿道阻塞，小便不通畅，就会增加肾盂和肾实质发炎的机会，加重肾脏负担。

10 不憋尿

尿液停留在膀胱内的时间过长，容易滋生细菌，细菌逆行侵犯肾脏会导致肾脏炎症的发生。

11 适当运动，健肾强身

锻炼时运动量要适当，散步、慢跑、健身、打太极拳都是很好的运动方式，只要持之以恒，定能达到健肾强体之目的。

12 防止疾病损害肾脏

如高血压病、糖尿病、痛风、系统性红斑狼疮、大量失血等，对于这些疾病，要及时进行治疗，控制病情进展以保护肾脏。

13 保持良好的心理状态和作息习惯

保持乐观的情绪，培养一些有益的兴趣爱好，进行有规律的作息，还要避免熬夜。

哪些生活习惯易伤肾

肾脏是人体内重要的负责排泄废物和毒素的器官。它日夜不停地工作，将体内的代谢废物排出体外，以维护我们体内环境的稳定。肾脏不好了，我们的身体就会生病。那为什么有些人会患上肾脏病？其实这与日常生活习惯与方式有着密切的关系。在日常生活中，一定要注意保护肾脏，有哪些习惯会对肾脏不好呢？

1 喝饮料过量

软饮料和运动饮料的过量摄取会间接损伤肾。饮料中的糖、磷酸盐、咖啡因等成分都会促进钙排出，尿中的钙含量会随之增多，易形成结石。运动饮料中含有额外的电解质与盐分，有肾病的人更要注意。另外，人体内的酸碱度为7.2，这些饮料普遍为高度酸性，饮用后体内酸碱度明显改变。肾脏是调节人体内酸碱度的主要器官，长期过度摄取软饮料及运动饮料，会给肾脏带来负担，增加肾脏损伤的概率。提倡饮用白开水，不喝或少喝含糖饮料。

2 经常喝浓咖啡

国外有研究显示，饮用咖啡会使尿中的钙离子分泌增多。这意味着会增加罹患肾结石和骨质疏松症的危险。据悉，尿中的钙是肾结石的重要组成成分，因而尿中钙越多，就越容易形成结石。另外，由于咖啡会阻碍人体对钙的吸收，因此长期大量饮用还可能引起骨质疏松。所以，肾结石患者每日喝咖啡应当少于2杯，即每天不能超过0.45升咖啡，而正常人也不宜超过1升咖啡。

3 暴饮暴食

现代人聚餐机会增多，常会吃下过量的美味，摄入的食物最终都会产生废物——尿酸及尿素氮等。这些废物大多经过肾脏排出，饮食无度无疑会增加肾脏的负担。

4 滥用药物

人体代谢产生的很多废弃物都是通过肾脏由尿液排出的，其中也包括药物在体内的代谢产物。有些药物对肾脏有明显的毒副作用，包括庆大霉素和卡那霉素等抗生素药物、非甾体类解热镇痛药和一些复方感冒药。除了上述药物外，长期服用某些抗肿瘤化疗药物、减肥药等也会引起不同程度的肾损害。肾损害可表现为：乏力、口干舌燥、食欲不振、尿频、尿急、尿痛，甚至出现血尿和无菌性脓尿，并伴有关节痛等症状。有的会直接引起急性肾炎或肾小球坏死等肾病综合征，重者会导致肾衰竭而死亡。因此，没有明确诊断为发热感染性感冒的患者，不要自行服用抗生素药物。感冒发热后也不应随意吃药，应在医生的指导下根据自身的症状正确服用。尤其是肾功能不佳及患有慢性肾脏病的人更要谨慎用药。

5 过量服用某些中草药

近年来专家在临床不断发现，服用某些中草药（包括中成药）可引起肾功能损害。“伤肾”的中草药有：雷公藤、关木通、牵牛子、苍耳子、罂粟壳、生草乌、使君子、青木香、广防己等。其中雷公藤导致的肾损害最大，其次是关木通。关木通伤肾的原因是含有肾毒性物质马兜铃酸。

6 经常憋尿

不少人因为工作太忙常常憋尿，殊不知，憋尿过久容易导致膀胱压力升高、膀胱压力反射紊乱和逼尿肌功能下降，或者影响输尿管－膀胱抗反流机制，导致尿液反流，容易并发肾盂肾炎、肾功能损害。因此，即使工作再忙，也不要忘了按时如厕。

7 喝水过少

很多人平时不爱喝水，不知道喝水对身体的重要性。如果长时间不喝水，尿量就会减少，尿液中携带的废物和毒素的浓度就会增加。临床常见的肾结石、肾积水等都和长时间不喝水密切相关。充分喝水可稀释尿液，让尿液快速排出，不仅能预防结石，还可使尿液变淡，从而保护肾脏。平时要养成多喝水的习惯，每天至少保证 8 大杯开水（注意：不要以饮料代替）。

8 吃过于松软的面包

面包和糕点中有一种食品添加剂溴酸钾，它能赋予烤制食品所必需的面筋强度及弹性，吃起来口感松软，但过量食用会损害人的中枢神经、血液及肾脏。国际癌症研究机构已将其列为致癌物质。

9 饮食偏咸

我们饮食中的盐分 95% 是由肾脏代谢的，吃得过咸，肾脏的负担自然加重。再加上盐中的钠会令人体的水分不易排出，进一步加重肾脏的负担，从而导致肾脏功能的减退。同时，饮食过咸会导致血压升高，肾脏血液不能维持正常流量，从而诱发肾病，同时还可导致胃癌、脑卒中等疾病。因此日常生活中要降低食盐摄入，每日摄入的盐量应该在5~6克较为适宜。

10 酒后喝浓茶

有的人认为，酒后喝浓茶能解酒，其实这不但无效，还会伤肾。茶叶中的茶碱可以较快地影响肾脏而发挥利尿作用，此时酒精尚未来得及再分解便从肾脏排出，使肾脏受到大量乙醇的刺激，从而损伤肾功能。

11 过量摄入蛋白质

蛋白质是人体必需的营养素，重视蛋白质的摄取是应该的，但这不代表“高蛋白食物吃得越多越好”。人体对蛋白质的作用有一定限度，虽然蛋白质摄入量增加，吸收量也会有所增加，但由于不能被人体完全利用而产生大量代谢废物。这些代谢废物如尿素、肌酐、肌酸和尿酸须经肾脏滤过进入尿中，继而排出体外。由于代谢废物量大，肾脏滤过量也大，从而加大了肾脏排废压力。如果肾脏负荷长期增加，则会致使功能和结构受损，继而危害整个人体健康。注意，蛋白质并不仅限于鸡蛋、牛奶，各种肉类、海鲜以及豆类都含有较高的蛋白质。

12 喝啤酒多

喝啤酒过量，会使尿酸沉积，这样容易阻塞肾小管，使肾脏衰竭。我们平时要定期进行尿检，验尿是了解肾脏最为简便、快捷的方法。

13 经常熬夜

经常熬夜会引起生物钟改变，易导致血氧含量下降，内分泌紊乱，可引发高血压、糖尿病、心血管疾病、肾损伤等多种慢性疾病，是潜在的健康杀手。如果长时间缺乏睡眠，很有可能使人的肾脏功能快速衰退，特别是女性。所以应尽量保持生活规律，最好能坚持运动，形成舒适的睡眠环境，但是要注意睡前不能做剧烈运动。

14 经常吃烧烤

烧烤和煎炸肉类均会释放出致癌物，增加患肾脏肿瘤疾病的概率。原理是肾脏过滤人体有毒物质，当它处理致癌物时，增加癌细胞扩散的风险。应选择新鲜卫生的食物，合理储藏，采用合理的烹调方式。

15 反复感染

研究发现，急性肾小球肾炎的发病，大多与溶血性链球菌感染有关，且这种肾炎的发病有一定的潜伏期，患者一般在感冒症状减轻或消退后才会出现肾炎的症状。主要表现为：血尿，即尿液为混浊红棕色；水肿，且大多先出现于面部，特别是在眼睑外，严重时还会出现在下肢，此外还有可能出现头痛、恶心、呕吐、疲乏无力、食欲减退等全身症状。因此，感冒过后如果出现上述症状，一定不能忽视急性肾炎的治疗。除了常见的上呼吸道感染外，肺炎、肝炎等常见的感染性疾病也会引发不同类型的肾病。

心理调节的重要性

情志因素对疾病的关系，成为中医学主要理论致病因素之一，具有高度的科学性和实用性，历来被高度重视。中医学认为，情志与人体的脏腑功能和病理变化息息相关。机体气血充盛，贵在通调，其中情志顺畅，肝气条达对于气血的通畅起着重要的作用。正如《素问·上古天真论》说："精神内守，病安从来?"《儒门事亲》亦说："喜则少病，百脉舒和故也。"反之，情志抑郁，忧虑重重则可导致肝气郁结，脾气壅滞，郁久化火伤阴或气滞血瘀等变证，因此中医的病因学将七情所伤列入其中，诚如《黄帝内经》强调："百病皆生于气。"现代医学亦认为，长期的情志不畅可以使机体的免疫功能低下，容易发生疾病，可见情志与健康是密切相关的。所以，肾脏病患者在药物治疗的同时，应注意调养情志，这对于提高疗效至关重要，切不可等闲视之。

肾脏病患者的精神心理状态主要表现有思想紧张、忧虑重重、情绪急躁、悲观失望四个方面：

(1)"思想紧张"主要见于肾脏病初发阶段，蛋白尿或血尿的检查结果波动反复，发现自己肾功能不全的患者。

（2）“忧虑重重”是指患者担忧及考虑的问题较多，这主要见于青少年及中年的肾脏病患者。

（3）“情绪急躁”主要见于病情缠绵、收效较慢、病情易反复的患者。

（4）“悲观失望”主要见于慢性肾衰患者，认为自己没有出路，对治疗失去信心，对生活缺乏勇气，情绪极低落，这类患者的心理素质最差。

由于肾脏病迁延难愈，易反复，治疗有一定的难度，部分患者有预后不佳等特点。长期的情志刺激，持续的不良心境，可使气机升降失调，气血运行紊乱，而易使脏腑功能失常，不仅会影响治疗，同时还会加重病情。另外，肾脏病患者因为心情郁闷，精神紧张，或情绪激动，皆可直接影响血压，从而加重肾脏负担，也会引起肾脏病病情加重。因此，应该学会进行自我心理调整，努力克服各种有害健康的不良情绪，保持心情舒畅和情绪稳定，树立战胜疾病的信心，这样才更有助于疾病的治疗。

调节自己的情绪可以尝试以下方法：

1 笑口常开

喜欢笑的人，自然心情不错，其实脸上经常挂着笑容的人，往往运气也比较好。

2 合理发泄

如果情绪不好，不能总憋在心里，要采取合适的方式发泄出来，可以听音乐、看书、散步、写日记等，不能让坏情绪持续太久，影响身心。

3 选择倾诉

很多人脾气不好，是因为没有人肯听他说话，倾听就是缓解情绪的最好办法。找个信赖的人，把你的苦闷、烦恼、郁闷全部发泄出来，你会感觉轻松很多。

4 学会转移

当心情糟糕的时候，可有意识地转移话题或做点别的事情来分散注意力，便可使情绪得到缓解。打球、散步、听流行音乐，也有助于转移不愉快情绪。

5 自我减压

压力往往容易让人紧张，进而引起诸多的坏情绪，要学会自我减压。接受自己不能改变的现实，乐观地去工作，快乐地去生活。

6 积极暗示

当愤愤不已的情绪即将爆发时，要用意识控制自己，提醒自己应当保持理性，还可进行积极的自我暗示：“别发火，发火会伤身体”。这样情绪会变得好一点。

运动有助于肾病的恢复

体育锻炼是增强体质的积极、有效的手段之一。肾病患者在治疗期间，适当地进行运动锻炼，对于疾病的治疗和恢复大有裨益。有的患者因怕劳累过度而疏于锻炼或不锻炼，长期卧床休息，精神压抑。这样不利于疾病的痊愈，也不利于治疗的效果。

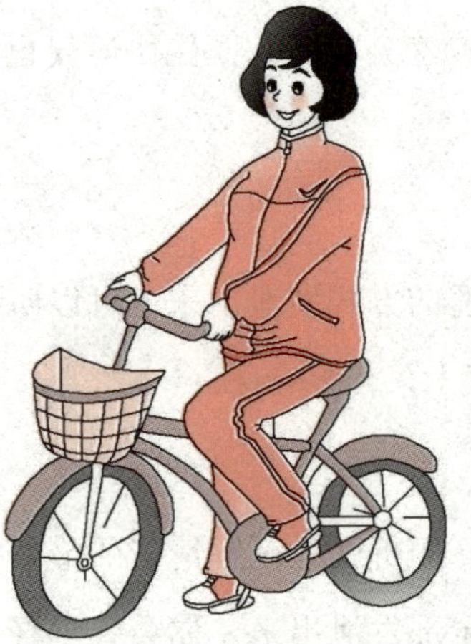

肾病患者进行适当的体育锻炼，可有效地提高自身抗病能力，减少感染；通过体育运动还可改善内脏的血液循环，促使体内损伤部位的修复及代谢废物的排出。另外，体育锻炼具有调节人体紧张情绪的作用，能改善生理和心理状态，恢复体力和精力。运动方式多种多样，如散步、骑车、游泳、慢跑、太极拳、体操、武术等。患者要根据自己的体质选择适当的运动，并要在医生的指导下进行，尤其要注意运动与休息的关系，以免过劳而加重疾病。运动前也要先做准备活动，防止运动损伤，运动后必须做放松动作，确保尽快恢复身体疲劳，提高运动水平。

肾病患者的运动疗法在临床实践及生活中主要以传统体育保健方法为主。传统体育保健方法的主要特点是动静结合，意气相依，内外兼修，身心并重。

静则收心纳意，轻松自然，全神贯注，以培育正气。即在精神舒畅和情绪安宁的状态下进行锻炼；动则行气活血，舒经通络，强筋壮骨，滑利关节，以壮形体、调脏腑。动以养形，静以养神。动中有静，静中有动。“动中静”，即在运动时要保持精神宁静的状态，要全神贯注。“静中动”，就是要保持呼吸的自然和谐。只有动静结合，意、气、体三者紧密配合，才能练精化气生神，内养脏腑气血，外壮筋骨皮肉。

进行体育锻炼时，要量力而行、循序渐进、持之以恒。各种传统体育运动各有特点，人们可以根据自身情况（如年龄、体质、职业等）、实际需要和兴趣爱好而选择合适的方法，还可以根据不同的时间、地点、场合而选择适宜的项目。在运动量适当的情况下，所选项目不一定局限于某一种，可综合应用或交替穿插进行。在运动量和技术难度方面应逐渐加大，并要注意适可而止，切不可勉强和操之过急。锻炼应在医生或教练的指导下进行，除做脉搏、呼吸、血压的监测外，也可参照“酸加、痛减、麻停”的原则。如运动后仅觉肌肉酸痛，抬举活动时稍有胀重感，可继续维持原运动量或加大一些。如局部稍有疼痛，应减轻运动量或更换运动项目。如出现麻木感，应停止运动，并查清原因再做进一步处理。

增强体质、治疗疾病，往往非一朝一夕之功，要想收效，必须有一个过程，所以要持之以恒。尤其是取得初步成效时，更要予以坚持，这样才能使效果得以巩固和进一步提高。

肾病患者的性生活问题

肾病患者多表现为腰酸、乏力。中医认为，腰为肾之府，几千年来在人们印象中，腰痛就是肾虚，肾虚往往与性功能画上等号，其实这也是一种误区。中医所说的肾和西医所说的肾是不同的，中医的肾包含一个系统的功能，而西医的肾指的是具体的肾脏。

对于肾病患者来说，性生活是一种体力活动，性生活过度会加重肾病，但正常有规律的性生活，可以调节患者情志，增加夫妻感情，有利于疾病康复。肾脏疾病一般不会导致睾酮水平降低，睾丸功能紊乱。即使尿毒症患者做肾移植后，下丘脑、垂体促性腺激素分泌多数在正常范围之内。有的患者做肾移植后不但有正常性生活，而且还有生育功能。肾功能异常所造成的继发性性功能异常，使性腺功能低下，引起勃起功能障碍或男子乳房女性化。有的肾病患者需要激素治疗，激素不会影响性功能。

总之，性生活是一系列复杂而又协调的生理学过程，与神经内分泌调节、血流动力学变化以及心理效应等多种因素有关。从现代医学角度来看，性（性功能）与肾并没有直接关系，肾病患者正常过性生活不会直接影响肾或加重病情，当然，性生活也不能过度，过度则会因体力的消耗等间接影响疾病。况且性功能受生理、心理、疾病、社会、环境等多种因素的影响，所以，若肾病久治不愈，肾病也和其他疾病一样，会间接地影响性功能。由于长期病痛的折磨，会因患者的体质、心理、精神、治疗药物以及神经内分泌生理变化等因素而引起性欲降低、性功能障碍等。但这和人们担心的肾脏本身直接影响性功能是两码事。生活中人们所说的肾病，多指现代医学所说的肾病。肾病患者可以有适度的性生活。

虽然肾脏与性没有直接关系，但肾脏病及其治疗却与性功能有关系。如：肾病综合征患者长期从尿中丢失蛋白质和红细胞，会造成体内的营养缺乏而出现疲惫；加上性激素异常的影响，如有精神紧张、焦虑也会造成性欲减退、性功能障碍等一系列问题，应注意进行精神、心理疏导及服用一些疏肝理气、解除心理抑郁的药物。

总之，患有轻度肾病，或者肾病的症状减轻了，身体恢复得差不多了，则可以进行适度的性生活，但是一定要注意控制好次数。如果肾病病情没有得到完全的控制，出现血尿、蛋白尿以及高血压等严重症状，建议在此期间不要过性生活，因为这样并不利于疾病的康复。再者，健康人尚须注意“节欲”，更何况肾病患者呢？

睡眠对肾病患者的影响

睡眠是人类生命不可缺少的组成部分，如果按一天睡眠八小时计算，睡眠时间要占据生命过程的1/3。睡眠是人的一种重要生理需要，睡眠时意识水平降低或消失，大多数的生理活动和反应进入惰性状态，机体处于低代谢状态，使各系统因白天高代谢而产生的疲劳得以消除，精神和体力得到恢复；睡眠时垂体前叶生长激素分泌明显增高，有利于促进机体生长；同时充足的睡眠还可以提高免疫力，增强抵抗疾病的能力。睡眠对人体健康的影响之大是大多数人难以想象的。据两位美国学者对7000人为期5年半的研究表明，在影响人寿命的7种因素中，睡眠是重要的一项，由此可见睡眠的重要性。

俗话说："药补不如食补，食补不如觉补。"说到底，睡眠是补肾良药。人们在劳动、工作、学习中消耗的大量能量，除了靠饮食来补偿外，还需要靠睡眠来补偿。古人有"服药百裹，不如独卧"的说法，意思就是安稳地睡个好觉胜过服补药。一个人如果长期缺乏睡眠，处于过度劳倦的状态中，机体就会产生耗气伤血的病理变化，损及五脏。心劳则血损，肝劳则神损，脾劳则食损，肺劳则气损，肾劳则精损，进而为许多疾病埋下祸根。对于肾病患者而言更是如此，他们最需要的就是休息，而休息中最重要的一项就是睡眠，休息不好就会影响疾病的康复。

所以，肾病患者一定要注意自己的睡眠情况，尽量避免熬夜，按时睡觉，做一些有助于睡眠的活动等。

在睡眠时，要注意下面五个细节：

1 睡眠方向

睡觉要头南脚北。因为地球是一个大磁场，磁力线贯穿南北。人体内的水分子犹如一根小小的指南针，在地球磁力线的作用下不停摆动。当水分子的两极朝向与地球南北磁力线方向相同时，水分子就停止摆动趋向稳定；水分子两极朝向与地球南北磁力线不同时，水分子就不稳定。如果人是南北睡向，那么水分子朝向、人体睡向和地球南北磁力线方向三者一致，这时人最容易入睡，睡眠质量也最高。

另外，在人体的血液循环系统中，主动脉和大静脉最为重要，其走向与人体的头脚方向一致。人体处于南北睡向时，由于主动脉和大静脉也处于南北方向上，加上水分子也在南北方向上排列整齐，因此以水分为主要成分的血液流动最为顺利和畅快，它的惯性有利于通过毛细血管，减少血栓的发生，也可以减轻睡眠时心脏的负担。所以，南北睡向（头南脚北）具有一定的防病和保健功能。

2 睡觉姿势

正确的睡觉姿势应该是向右侧卧，微屈双腿，身睡如弓。这样，心脏处于高位，不受压迫；肝脏处于低位，供血较好，有利于新陈代谢；胃内食物借重力作用，朝十二指肠推进，可促进消化吸收。同时，全身处于放松状态，

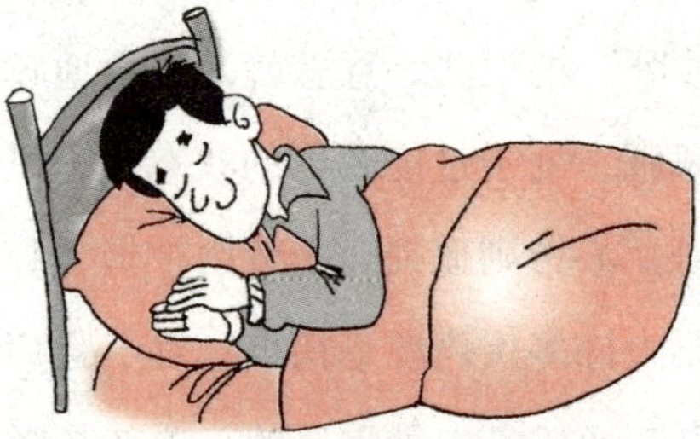

呼吸匀和，心跳减慢，大脑、心、肺、胃肠、肌肉、骨骼得到充分的休息和氧气供给。当然，对于一个健康人来说，大可不必过分拘泥于自己的睡眠姿势，因为人往往不能保持一个固定的姿势睡一整夜，绝大多数人在不断变换着睡觉的姿势，这样更有利于解除疲劳。

3 睡眠时间

四季睡眠，春夏应“晚卧早起”，秋季应“早卧早起”，冬季应“早卧晚起”。最好应在日出前起床，不宜太晚。正常人睡眠时间一般为每天 8 小时，体弱多病者应适当增加睡眠时间。

4 睡觉时间段

无论是“夜猫子型”的人还是“早睡晚起型”的人，都应该找准自己的生物钟，提高睡眠的效率。中医认为，子（夜间 11 时到凌晨 1 时）、午（白天 11 时到下午 1 时）两个时辰是每天温差变化最大的时间，这一段时间人体需要适当休息。

5 睡眠环境

在卧室里应该尽量避免放置过多的电器，以确保人脑在休息中不受太多干扰。此外，也不要戴手表和手机等物品睡觉，否则会影响身体的健康。

肾病患者的生活护理

治疗与护理对于肾病患者来说同样重要，通过正确的护理可取得最佳的治疗效果和恢复效果。护理主要是由患者的家庭以及患者本人，对治疗与康复过程中出现的一些问题加以处理，使得患者能够尽快消除病痛之苦，恢复健康人的生活。肾病是一种漫长的疾病，在康复的过程中，需要患者及其家属有足够的耐心，给予患者正确的护理，这对于肾病治疗与康复极为重要。

1 饮食护理

中医与西医都强调了饮食对肾病患者的重要性，如果饮食不恰当，会加重肾病的病情，所以，对于肾病患者而言，一定要重视饮食护理。正确的饮食方式可降低肾脏的负担，维持肾脏的功能。一般来说，肾病患者的饮食护理应该按照以下几个原则：

（1）饮食结构。在饮食结构上要注意“五低一高”原则，即低钾、低盐、低磷、低脂肪、低蛋白和高维生素，此外还得限制高钾食物的摄入。

（2）饮食规范。饮食规范方面，大家要注重清洁饮食，不能乱吃一些辛辣刺激、不干净的食物。

（3）透析患者具有一定的特殊性，要根据患者的具体情况，在医生的指导下进行饮食。

（4）微量元素的补充。由于肾病综合征患者的肾小球基底膜的通透性增加，尿中除丢失大量蛋白质外，还同时丢失与蛋白质结合的某些微量元素及激素，致使人体钙、镁、锌、铁等元素缺乏，应给予适当补充。一般可进食含维生素及微量元素丰富的蔬菜、水果、杂粮、海产品等。

（5）维持营养平衡，供给适量的营养。肾病患者一般食欲欠佳，会造成营养不良，因此可采用增加餐次的方法以提高摄入量；同时在食谱内容上要注意色、香、味，以改善膳食的观感。在烹调方法上，可用糖醋汁、番茄汁等进行调味以改善低盐膳食的味道。也可提供患者爱吃的食物，以刺激患者食欲。

2 心理护理

心理护理是肾病康复治疗的有效措施和必要环节。肾病属于慢性疾病，疗程长，病情迁延不愈，易反复，而且需要长期用药，医疗费用大。随着病情变化，患者时喜时悲，普遍存在过度敏感、悲观、失望的心态和焦虑恐惧的心理。比如紧张、焦虑、忧愁、急躁、烦闷、愤怒、自卑、孤独无助等消极情绪。社会心理因素在肾病的发展、临床表现转归和治疗护理中起着重要作用，直接或间接影响患者的生活质量。人的心理因素与全身生理活动有密切的联系。良好的情绪，有利于人体气机调畅，各脏腑功能活动的正常进行；反之，不良的情绪，可使气机升降失调，气血运行紊乱，易使脏腑功能失常，加重病情。情绪还能影响免疫功能，如恐惧、紧张可使机体的“免疫监视”作用减弱；反之，良好的心理因素具有治疗价值。所以，应针对患者的心理情绪特点，帮助患者调节情绪、变换心境、自我鼓励，使之不断振奋精神，顽强地与疾病做斗争。另外，还要注意从以下几个方面做好患者的心理护理。

（1）消除患者的恐惧心理和孤独感。平时应主动去关心和安慰患者，向患者说明本病并不可怕，只要配合治疗是能够治愈的，使患者消除恐惧心理，树立起战胜疾病的信心。

（2）给予精神安慰和寄托。激素是治疗肾病的常用药物，但长期服用会产生一些较明显的副作用，如向心性肥胖。由于体型的变化，会使患者产生烦闷情绪。此时应耐心安慰患者，向其说明停药的危害，如果突然停用激素治疗，则会前功尽弃，使病情反复。同时向患者说明等病愈停药后，上述表现会逐渐消失，使患者在精神上得到安慰和寄托。

3 卫生护理

肾病是一种慢性疾病，患者在临床上常表现为水肿、尿少、疲倦、厌食等症状。肾病久治不愈的患者，随着体内红细胞及蛋白质在尿中的流失，免疫功能和抵抗疾病的能力都会下降，从而导致患者易患感染性疾病，因此卫生护理措施就显得很重要，其护理目标为维持正常的体液平衡、血清蛋白在正常范围内、无感染等，可从以下几个方面进行护理：

（1）休息环境。患者应选择舒适的休息环境，保持室内空气新鲜。室内每日通风2次，每次15～30分钟，室内每周紫外线消毒1次。地面用84液消毒，每日1次。

（2）防止感染。防止患者感冒，注意口腔、饮食卫生。在使用糖皮质激素和免疫抑制剂治疗期间，患者抵抗力大大下降，要避免去人多的公共场所，减少与传染患者的接触，并减少陪护人。

（3）衣物要舒适。患者应选择宽松全棉内衣、舒适松口软布鞋。

（4）做好皮肤清洁护理。注意皮肤清洁卫生，保护水肿的皮肤勿受损伤。协助患者将指甲剪短，避免用手抓破皮肤。

（5）适当运动。严重水肿、体腔积液应卧床休息，病情较轻者可适当运动。运动可促进人体血液循环，使机体组织充满活力，有利于疾病积极有效的治疗，恢复身体健康。与此同时，运动不要过度，应有所节制。

（6）注意口腔卫生。在肾功能不全时，因尿素氮等代谢产物在体内潴留，刺激口腔黏膜，易致口腔溃疡，应加强口腔卫生护理，可用生理盐水频繁漱口。

4 病情观察护理

对病情的变化密切观察对肾病患者来说非常重要，可从以下几个方面进行着手。

（1）水肿护理。水肿往往是各种肾病最早出现的症状，开始多发生在眼睑及面部，然后逐渐波及全身。如水肿明显、大量蛋白尿者应卧床休息；眼睑、面部水肿者枕头应稍高些；严重水肿者应经常变换体位；胸腔积液者宜半卧位；阴囊水肿者宜用托带将阴囊托起。同时应观察水肿消退的时间，可将这些观察结果报告给医生。

（2）定期监测。应定期检测患者血电解质、血清蛋白的情况，准确记录24小时的出入量，监测体重。密切观察患者体温、脉搏、血压变化，若有恶心、头晕、腰痛、肢体麻木、少尿或无尿等病情变化，及时通知医生处理。

（3）病情观察。密切观察病情，严格观察患者的生命体征变化，观察尿量及尿液性状的变化。此外还应注意患者有无并发症的出现，如剧烈腰痛、血尿、肾功能急剧下降等。

（4）患者出现胸闷憋气，不能平卧的症状，可能是因合并严重的胸腔积液、腹腔积液、尿毒症性心包炎及心力衰竭等病情而引起。

（5）患者近期食欲明显下降，出现恶心呕吐或者全身无力，可能是出现了酸中毒，应及时就医。

（6）患者出现肢体的抽搐，大多考虑是低钙引起。但在晚期尿毒症时，还可见到肌肉痉挛、肌肉收缩和抽搐，经补充钙剂后症状往往不能缓解，可能不单纯是低血钙的原因，而与尿毒症时脑部病变有关。

（7）患者神志不清，或出现表情淡漠、烦躁等，可能是出现了尿毒症性脑病；如果在肾病基础上还有肝病病史的患者，很可能是出现了肝性脑病，后期患者会出现昏迷，有生命危险。

（8）尿毒症患者出现脑部症状，早期智力减退，思想不能集中，烦躁失眠，后期狂躁、精神分裂或惊厥昏迷，出现急重危症，预后极差。这是由于血中尿毒素蓄积，脑循环与代谢障碍，水、电解质平衡失调和代谢性酸中毒共同的作用，引起尿毒症性脑水肿。

总而言之，当患者出现异常情况时应及时就医，切忌抱着观察的态度延误病情。

5 药物治疗护理

肾病患者要正确使用药物，这对于疾病的康复极为重要。

（1）应根据医嘱正确使用扩容剂、抗凝剂、利尿剂、白蛋白等。注意各类药物的使用时间、使用注意事项以及可能出现的不良反应，并观察疗效及副作用。例如：用利尿剂后，应观察用药后的反应，如患者的尿量、体重、皮肤的弹性。用强效利尿剂时，要观察患者的循环情况及酸碱平衡情况。在用激素时，应注意副作用。

（2）撤药或改变用药方式不能操之过急，不可突然停药，做好调护，可促进早日康复。

（3）静脉补液时应控制输液速度和剂量，尽量避免肌内或皮下注射。

（4）受疾病的损害，患者常会出现呕吐的情况，因此患者在进行药物治疗时，服中药汤剂宜浓且少量多次分服。若药进即吐，可用生姜汁点舌，或含糖姜片。呕吐时可轻拍患者背部，吐后用温开水漱口，保持口腔清洁，及时更换污染衣物及被子。

积极预防和控制各种感染

肾病患者一般营养状况差，免疫功能减退。尤其是应用激素或应用免疫抑制剂者，由于人的免疫系统受到损害，造成机体抵抗力明显下降，很容易引起感染。感染可加重病情，甚至危及生命。此外，对于已有肾功能受损的慢性肾脏病患者来说，感染更可谓是雪上加霜，会加速肾脏病进展。可见像感冒等感染对于肾脏病患者的影响是很大的，而且是有害的。因此，应密切配合医护人员做好预防感染的每项措施。

肾功能下降的患者，由于体内促炎症细胞因子减少、毒素的沉积、氧化应激、抗氧化剂水平降低等原因，普遍存在反复性和慢性炎症，而感染的出现，会进一步激活炎症反应，炎症介质大量释放，其影响是全身性的，而脆弱的肾脏由于承担着处理大量血流的缘故，其受到的打击更是重中之重。

肾病患者需要注意哪几方面的感染？

人体与外界相通主要有呼吸道、消化道和泌尿道三个通道，而外界的致病菌就是最容易通过上述人体天然的管道引起感染。

肾病常于感染（扁桃体炎、咽炎或一般上呼吸道感染）后或受凉后起病。起病过程可急可缓，亦有隐匿性起病者。该病在临床上可经治疗而缓解，但易反复发作加重。感染与蛋白质营养不良、使用糖皮质激素及免疫抑制剂治疗有关。在发现抗生素之前，感染是导致肾病患者死亡的主要原因，常发生于呼吸道、泌尿道、皮肤、腹腔等。可见，感染对肾病的发展会产生不利影响，所以在治疗肾病的康复之路上，肾病患者必须预防各类感染。那么，生活中又该预防哪些常见的感染呢？主要有以下几种：

1 预防感冒和上呼吸道感染

气温下降，受冷空气刺激，人的呼吸道抵抗力下降，特别容易患感冒。尤其在下列情况下更要注意：天气忽冷忽热，或早起锻炼，或衣着单薄，或迎风骑车，或寒夜起身，或雪地长冻，或热屋外出，等等。而老年人、婴幼儿、抵抗力低下的患者更易患感冒。

感冒和上呼吸道感染是最常见的呼吸道疾病。抵抗力正常的人一周左右可以自愈，但某些人会并发严重的心脏病或肺部感染。尤其是肾病患者，特别要注意预防感冒和上呼吸道感染，因为感冒和上呼吸道感染可以诱发和加重肾脏病。

为什么这些感染会加重肾脏病呢？因为肾脏病患者免疫功能低下，自身抵抗力减退，致使其他病毒、细菌等微生物入侵，引起继发性感染，进一步削弱患者的抗病能力。这也是临床肾病患者易复发、难治愈的原因之一，常会使已基本康复的患者和撤减激素的患者病情加重，反复发作，容易形成激素撤减综合征，通过抗原－抗体反应（细菌和病毒都可作为抗原）而引起免疫复合物性肾炎，使病情加重。对肾功能不全患者，感染甚至有可能引发肾衰。因此，预防感冒和上呼吸道感染，对治愈肾病和防止复发有着重要意义，我们必须预防感冒和上呼吸道感染。而要想预防感冒和流感，就应该做到以下几点：

（1）加强体育锻炼，增强体质，增强免疫力，提高抗病能力。

（2）注意个人卫生和周围居处环境，避免病从口入。

（3）注意气候变化时，随时增减衣服，防止受寒、受风和淋雨。

（4）在感冒流行期间，可注射疫苗，注意隔离；患者要戴口罩，避免去公共场所活动，防止交叉感染；对室内进行空气消毒，预防感染。

2 预防尿路感染

尿路感染是一种常见的疾病。据相关部门初步统计，泌尿系统疾病的发生率占总人数的2.25%，依此估算，我国患泌尿系统疾病的总人数不少于3000万。尿路感染如果治疗不当容易转为慢性，迁延难愈，严重者甚至引起败血症和感染性休克等严重并发症，慢性肾盂肾炎还可导致慢性肾衰竭，而肾衰竭的临床表现对身体存在一定的危害，这就需要患者在生活中做好预防工作。

由于肾病患者很容易出现睡眠减少、食欲不振等原因，导致抵抗力相对下降，加上出汗较多，如果不注意及时补充水分，会使尿液浓缩、排尿减少，冲洗细菌的作用降低，因此尿路感染极易发生。所以，肾病患者一定要做好尿路感染的预防。

在尿路感染的预防中，要坚持以下几项原则：

（1）坚持大量饮水。肾脏排泄的尿液，对膀胱和尿道起着冲洗作用，有利于细菌的排出，避免细菌在尿路的繁殖，可减少尿路感染的发生。这是预防尿路感染最实用有效的方法。

（2）注意个人卫生。女性阴部及尿道口寄居着大量细菌，是发生尿路感染的首要条件。因此，要经常注意阴部的清洁，勤洗澡，且不要采用池浴或盆浴，要勤换内裤，在新婚、月经、妊娠和产褥期，尤应注意。女婴要勤换尿布。

（3）尽量避免使用尿路器械和插管尿路器械。尿路插管后易发生持续性菌尿，因此应尽量避免使用；在必须使用时，要严格消毒。在尿路器械使用48小时后，宜做尿培养，以观察是否发生尿路感染。用尿路器械检查之前，已经有细菌尿的患者，宜先控制感染。有些患者当时虽无细菌尿，但以前曾有反复发作的尿路感染史或有尿路异常，在尿路检查或前后48小时宜服用抗生素以预防感染。在留置导尿的首日，给予抗菌药可预防或延迟尿路感染的发生。另外，密闭式的引流系统连接尿路留置导尿管，可使尿路感染发生率明显下降。

（4）对于尿路感染发作较频繁的妇女，即使其症状发作与性生活关系不大，亦可每晚服抗菌药做预防。

（5）对于与性生活有关的反复发作的尿路感染，建议性生活后宜排尿，并按常用量内服1个剂量的抗菌药预防，有效率可达80%。

3 预防扁桃体炎

扁桃体炎多由溶血性链球菌感染引起。而“肾炎致病灶”主要是指咽喉部感染了链球菌。在急性肾炎或慢性肾炎反复发作时，其前驱疾病多为上呼吸道感染，其中咽炎、扁桃体炎者占60%~70%，可见扁桃体炎是肾炎的主要诱因之一。所以，预防扁桃体炎对感染后肾小球疾病的发生、控制与治疗有积极的意义。其预防方法如下：

（1）注意口腔清洁，经常用淡盐水漱口。

（2）饮食宜清淡，多吃素食及新鲜水果，忌食辛辣及刺激性强的食物。

（3）咽喉部疼痛不适时，要及时到医院看病，预防扁桃体化脓感染。

（4）如果扁桃体炎症反复发作，经保守治疗无效，成为感染灶时，可施行扁桃体摘除术。

（5）患者因体质虚弱而导致扁桃体炎时，应加强锻炼，提高机体免疫力。

（6）咽喉部有轻度充血时，应预防性服用抗生素，多喝水。

（7）可用金银花、胖大海代茶饮，以助清热解毒。

（8）注意气候变化，衣着冷暖适宜。

4 预防其他感染

其他感染包括：皮肤感染、牙周炎、心肌炎、腹膜炎、脑炎、糖尿病性足溃疡、结核、病毒性肝炎、梅毒、艾滋病等特殊感染。

平时生活中可采取以下措施避免上述感染：

（1）每日适当开窗通风换气，保持室内空气新鲜，温度、湿度适宜。必要时进行空气消毒。

（2）加强个人卫生，饭前、便后洗手，避免淋雨受凉及直吹冷风空调。

（3）加强皮肤护理，尤其对水肿患者或肾功能不全而有尿素刺激的患者，皮肤瘙痒勿用手搔抓，必要时用止痒剂，防止抓破导致感染。

（4）注意饮食卫生，避免不新鲜和生冷的食品，少在外面吃饭。

（5）经常更换内衣，保持外阴清洁，如无必要，不要进行导尿、膀胱镜检查等操作。

（6）进行适量的体育锻炼，来强健体魄，增强自身免疫力，减少感染。身边出现感染的人，要注意防护。

（7）一旦有感染的迹象，应及时就诊。

（8）充分的休息、足够的营养可增强抵抗力，抵挡细菌和病毒的侵袭。

（9）可注射流感和肺炎疫苗，预防呼吸道感染；注射乙肝疫苗，防治乙肝病毒的感染。

（10）不要到人群密集、空气不流通的场所，要防止交叉感染。

当心肥胖带来肾病

肥胖可导致肾病在医学界已被证实，医学专家指出肥胖者患肾病的概率比一般人高 50%。这是因为：一方面，肥胖者本身容易患肾病；另一方面，肥胖者患有高血压、糖尿病等慢性病的概率高，若这些慢性病得不到有效的治疗，会间接引发肾病。而在体重较高的人群中，尤其是腰围尺寸偏高的人易发生内脏性肥胖，更容易发生肾脏损害。

肥胖引起肾脏损伤的过程非常缓慢，而且发病症状也比较隐匿，因此常常被误诊，加上人们还没有对肥胖引起的肾病加以重视，所以两者的关系往往被人们忽略。

与肥胖相关的肾病常常表现为蛋白尿、高脂血症、高血压、肾脏肥大等，后期可发展为肾衰竭。

那么肥胖相关性肾病是如何引发的呢？以下介绍一下肥胖相关性肾病的发病原因：

（1）肥胖者的肾包膜下被脂肪紧紧包裹着，其中会有一部分脂肪向肾实质内渗透，对肾脏进行挤压，会导致肾组织局部缺氧性损伤。

（2）肥胖者常有高血压、高脂血症及胰岛素抵抗等症状。这些症状都会影响肾脏血流动力学的改变，引起肾脏的高滤过、高灌注性的损伤。

肥胖相关性肾病是可以预防的，首先要控制自己的体重，同时调整不良的生活方式，比如适当运动，改变饮食习惯，多吃青菜、水果，少吃含糖的食物，不吃动物内脏。